Spiritual Care
スピリチュアルケア学序説

KUBOTERA Toshiyuki

窪寺俊之

関西学院大学神学部教授／元・淀川キリスト教病院チャプレン

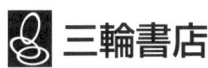

三輪書店

序

　本書は，医療現場で求められているスピリチュアルケアの本質や特徴を明らかにして，そのケアの実践への道を示すことを目的にしたものである．と同時にスピリチュアルケアを学問の対象として研究し，「スピリチュアルケア学」を構築しようとしたものである．

　近年，ホスピス，緩和ケア病棟が日本全国の各地で多くの末期患者のケアに当たっているが，その特徴は，従来の治療中心の医療から生活の質（QOL）を高めるケア中心の医療を行っていることである．そのケアの1つにスピリチュアルケアがある．しかし，スピリチュアルケアがどのようなものであるかは，日本ではいまだに明確になってはいない．

　本書では，最初に「スピリチュアルケア」をいったん「スピリチュアル」と「ケア」に分けて，別々に扱う．それはこの書物がスピリチュアリティだけを取り上げた純粋な宗教学，神学，心理学，精神医学，社会学的な研究書ではないことを示すためである．これらの学問の知見や技術を学びつつ，死の危機に直面して苦悩している人に，スピリチュアルな面で可能な限りの高いQOLを保障しようとする援助（ケア）を研究する学を目指している．それゆえに，スピリチュアリティの学問的成果を学びながら，ケアという視点から患者の生活全体の支援を試みるものである．それは危機に直面した人が「人間らしい」，「その人らしい」生活ができるように全存在を支え，かつ魂の慰めや希望を見つけ出せるようなケアである．このような視点から書かれたものであるから，スピリチュアルケアの本質についてのみならず，スピリチュアルケア・プロヴァイダー（ケアの提供者・援助者）の問題まで取り上げている．

　また本書の特徴として，スピリチュアリティを「存在の枠組み」，「自己同一性」という2つの軸での理解を試みている．スピリチュアリティの理解はいまだに明確な定義がなく，宗教的，哲学的，心理学的理解が存在しているが，ここではスピリチュアリティの本質を「存在の枠組み」と「自己同一性」を超越的なものや究極的なものに求める機能と定義した．そうすることでできるだけ人間学的立場に立ち，人間の心理学的事実に立つ立場をとっている．その意味で宗教的立場を明確にしてはいない．そのために，キリスト教や仏教的立場からスピリチュアルケアを考える方には，物足りなさを感じられると覚悟している．しかし，私達の中には，宗教的立場を明確にされることを好まない人達が大勢いるのも事実である．宗教的理解や哲学的理解には同調できない人でも，心理学的事実に立つことで，すべての人に向けられるスピリチュアルケアの可能性が開かれると考えたからである．

　病院には確かに立派な医療機器が整い，訓練された医療スタッフがそろっている．しかし，病院は高度の医療は受けられるが，「人間らしさ」や「自分らしさ」を保って生きる環境にはなっていない．むしろ，病院での死は，過度の医療機器依存，孤独，非人間化の問題を生み出した．このような死に直面した人達の人生が，「人間らしさ」や「自分らしさ」を失ってきていることは高度医療機関での死のみならず，老人医療機関にもまったく当てはまることである．たとえ死は避けられないとしても，家族も哀惜の念をもちつつも，いつの日にか再び会う夢を懐に抱くことはできないか，あるいは死に直面しても残された日々をより充実して，死の先に希望をもちつつ生き抜く道はないのだろうか．この目的のために，スピリチュアルケアは大きな責務をもっている．

今日の医療が，スピリチュアルケアに関心を示し，患者や家族のQOLを高め，患者の全存在に価値を与える存在になることを願いつつ，本書を書いた．この願いに向かって，その一端を果たすことができれば幸いである．読者皆様の忌憚のないご指導をいただければ幸いである．

　注：本書は，「スピリチュアリティ」，「スピリチュアルケア」，「スピリチュアルペイン」などを扱っているために，これらの語が頻繁に使用される．「スピリチュアリティ」（spirituality）は英和辞典によれば「精神性・霊性・精神的傾向」などと訳されている．「スピリチュアリティ」についての詳しい説明は本文でされるので，ここでは避けるけれども，日本語の「霊性」という語では表現しにくいニュアンス（意味合い）をもっている．このニュアンスはそれぞれの言語の言語的，文化的，宗教的背景の相違から付加される．「スピリチュアリティ」がもつ言葉のニュアンスを十分汲み取った日本語表現は見当たらない．そこで「スピリチュアリティ」は，このままカタカナ表記することが望ましいと考えた．ご理解いただければ幸いである．

2004年6月

窪寺　俊之

目次

第1章 スピリチュアルケアの意義
- はじめに ……………………………………………………………………… *1*
- 第1節 スピリチュアルケアの意義 ………………………………………… *1*
- 第2節 医療現場で …………………………………………………………… *1*
- 第3節 世界保健機関による憲章改定案 …………………………………… *2*
- 第4節 報告書から …………………………………………………………… *2*

第2章 スピリチュアリティの定義
- 第1節 語源 …………………………………………………………………… *5*
- 第2節 スピリットの聖書的理解 …………………………………………… *5*
- 第3節 スピリットの多様な解釈 …………………………………………… *6*
- 第4節 スピリチュアリティな存在 ………………………………………… *7*
- 第5節 スピリチュアリティとは …………………………………………… *7*

第3章 スピリチュアリティの性質
- 第1節 スピリチュアリティの構造 ………………………………………… *9*
  - （1）スピリチュアリティの2つの基本要因 …………………………… *9*
    - 1）「存在の枠組み」—人生の土台・根拠/ *9*
    - 2）自己同一性/ *9*
  - （2）スピリチュアリティの特性 ………………………………………… *11*
    - 1）超合理性・超科学性・超客観性/ *11*
    - 2）普遍性/ *11*
  - （3）スピリチュアリティの複合的要因 ………………………………… *11*
    - 1）感情的・情緒的要因/ *11*
    - 2）哲学的要因/ *11*
    - 3）宗教的要因/ *11*
    - 4）重層的構造/ *11*
- 第2節 スピリチュアリティと「死の危機」 ……………………………… *12*
  - （1）危機とは何か ………………………………………………………… *12*
  - （2）死の危機 ……………………………………………………………… *13*
  - （3）死の危機とスピリチュアリティ …………………………………… *13*
- 第3節 スピリチュアリティの機能 ………………………………………… *13*
  - （1）苦しみの緩和 ………………………………………………………… *13*
  - （2）「わたし」の意識化・覚醒化 ……………………………………… *14*
  - （3）存在の意味づけ ……………………………………………………… *14*
  - （4）死後の世界を示す …………………………………………………… *15*
  - （5）生命維持の機能 ……………………………………………………… *15*

（6）機能そのものとしてのスピリチュアリティ 15
第4節 スピリチュアリティ覚醒の背景的要因 15
　　（1）感受性の高揚 15
　　（2）関心の特殊化 16
　　（3）感情，情緒の無制御化 16
　　（4）願望の実現 16
　　（5）自己保存 16
第5節 具体例にみるスピリチュアリティ 16
　　（1）高見　順（作家）の場合 16
　　（2）青木日出雄（航空ジャーナリスト）の場合 20
第6節 スピリチュアリティと宗教性との違い 23
第7節 日本人のスピリチュアリティ 23
　　（1）日本人の思想を探る 23
　　　　1）鈴木大拙（仏教学者，1870〜1966年）―日本的霊性/*24*
　　　　2）柳田國男（民俗学者，1875〜1962年）―日本人の他界論・死後観/*24*
　　　　3）梅原　猛（哲学者，1925年〜）―日本人のあの世観/*25*
　　　　4）山折哲雄（宗教学者，1931年〜）―日本人の宗教性/*25*
　　（2）日本人のスピリチュアリティ 26
　　（3）日本人のスピリチュアリティの課題 27

第4章　先行研究にみるスピリチュアリティの理解
　はじめに 29
第1節 医師の研究 29
　　（1）シシリー・ソンダース 29
　　（2）ドロシイ・C・H・レイ 31
第2節 看護学的研究 32
　　（1）インジ・B・コーレス 32
　　（2）リンダ・J・カルペニート 33
第3節 社会福祉学的研究 33
　　（1）ケネス・J・ドカ 33
第4節 牧会学的研究（実践神学的研究） 34
　　（1）チャプレン「白書」 34
　　（2）デニス・クラス 35
　　（3）ジョージ・フィチット 36
　　（4）リチャード・ギルバート 37
第5節 哲学的研究 38
　ジョン・モーガン 38
第6節 世界保健機関専門委員会の報告 39
第7節 スピリチュアルケア研究部会 40

- 第 8 節　日本における研究 ……………………………………………………… 41
- 第 9 節　研究のまとめと課題 …………………………………………………… 41

第 5 章　スピリチュアルペイン
- 第 1 節　スピリチュアルペインとは …………………………………………… 43
  - （1）スピリチュアルペインの定義 …………………………………………… 43
  - （2）スピリチュアルペインの内容 …………………………………………… 43
    - 1）「わたし」の生きる意味・目的・価値の喪失／43
    - 2）苦痛の意味を問う苦しみ／44
    - 3）死後への不安／44
    - 4）「わたし」の悔い・罪責感／44
  - （3）「スピリチュアルペイン」と「心理的ペイン」との相違点 ………… 45
  - （4）「スピリチュアルペイン」と「宗教的ペイン」との相違点 ………… 45
- 第 2 節　スピリチュアルペインとスピリチュアリティの覚醒 ……………… 46
- 第 3 節　闘病記にみるスピリチュアルペイン ………………………………… 46
  - （1）岸本英夫（宗教学者）の場合 …………………………………………… 48
  - （2）西川喜作（精神科医）の場合 …………………………………………… 52
  - （3）鴻農周策（NHK 放送記者）の場合 …………………………………… 56
  - （4）まとめ ……………………………………………………………………… 57

第 6 章　スピリチュアルケア
  - はじめに ………………………………………………………………………… 61
- 第 1 節　ケアとは何か …………………………………………………………… 61
  - （1）ケアの原義 ………………………………………………………………… 61
  - （2）ケアという行為 …………………………………………………………… 62
  - （3）ケアの中心 ………………………………………………………………… 62
    - 1）ケアの中心は人間である／62
    - 2）共感的意識／63
    - 3）相互依存的関係／63
    - 4）患者と医療者の水平な関係／63
    - 5）患者と共にあるもの／63
- 第 2 節　スピリチュアルケアがもたらすもの ………………………………… 63
  - （1）スピリチュアルケアを受ける側（患者・家族・スタッフなど）…… 63
    - 1）慰め／63
    - 2）生きる意欲／64
    - 3）生きる意味・目的／64
    - 4）将来の希望／64
    - 5）罪責感・悔いなどからの解放／64
  - （2）スピリチュアルケアを提供する側 ……………………………………… 65
    - 1）深い自己洞察／65

2）自己の解放/**65**
　　3）信じることの重要性/**65**
　　4）人間の深みの世界に触れる喜び/**65**
　　5）時間の有限性/**65**
　　6）生の広がりへの認識/**66**

第7章　スピリチュアルケアを必要とする者
第1節　患者 ······ 67
第2節　家族 ······ 67
　　（1）患者の闘病中の問題 ······ 67
　　（2）家族の役割や責任 ······ 67
　　（3）告知 ······ 68
　　（4）喪失感 ······ 68
第3節　チームスタッフ ······ 68

第8章　スピリチュアルケアの実践手順
第1節　スピリチュアルペインの評価と目標の設定 ······ 71
第2節　チームワークの形成 ······ 71
　　（1）多様なスピリチュアルニーズに応える ······ 71
　　（2）医師，看護師 ······ 71
第3節　プロセスを認識する ······ 72
第4節　効果の評価 ······ 72

第9章　スピリチュアルニーズ
　　はじめに ······ 73
第1節　言語的表現 ······ 74
第2節　スピリチュアルアセスメント・シート ······ 74

第10章　スピリチュアルアセスメント
　　スピリチュアルアセスメントとは ······ 77
　　（1）スピリチュアルアセスメント ······ 77
　　（2）スピリチュアルアセスメントの目的 ······ 77
　　（3）スピリチュアルアセスメントの本質的問題 ······ 77
　　（4）スピリチュアルアセスメントの多様性 ······ 77
　　（5）アセスメントがもつ問題 ······ 78
　　（6）医療現場でのアセスメント ······ 78
　　（7）評価者の拡大 ······ 78

第11章　スピリチュアルペインへの具体的ケア
　　はじめに ······ 79
第1節　傾聴・共感・受容 ······ 79
第2節　ナラティブ・ベースド・メディスン ······ 80
第3節　自己認識に注目する ······ 80

第4節　出会いの効果 ———————————————————— 81
　　第5節　自然・文化・芸術によるケア ———————————— 82
　　　（1）自然との出会い ————————————————— 82
　　　（2）文化との出会い ————————————————— 82
　　　（3）音楽，絵画，童話，絵本などとの出会い ——————— 82
　　第6節　宗教によるケア ————————————————— 85
　　第7節　夢の解釈によるケア ——————————————— 86

第12章　対話の構造
　　第1節　患者とケア・プロヴァイダーの距離 ———————— 89
　　第2節　患者とケア・プロヴァイダーの間にあるもの ———— 89
　　　（1）信頼 ————————————————————— 89
　　　（2）尊敬 ————————————————————— 90
　　　（3）優しさ，労り，思いやり ————————————— 90
　　第3節　同伴者としてのケア・プロヴァイダー ——————— 91
　　　（1）共に歩む ——————————————————— 91
　　　（2）医療の役割を果たす —————————————— 91
　　　（3）感情の共有 —————————————————— 91

第13章　スピリチュアルケア・プロヴァイダー
　　はじめに ———————————————————————— 93
　　第1節　スピリチュアルケア・プロヴァイダーに求められるもの — 93
　　　（1）積極的死生観 ————————————————— 93
　　　（2）スピリチュアルな感性 —————————————— 94
　　　（3）人格的豊かさ ————————————————— 94
　　第2節　ケア・プロヴァイダーの役割 ——————————— 95
　　　（1）家族 ————————————————————— 95
　　　（2）友人，ボランティア ——————————————— 95
　　　（3）看護師 ———————————————————— 96
　　　（4）医師 ————————————————————— 97
　　　（5）チャプレン（病院付牧師） ———————————— 98
　　　　1）チャプレンの存在意義／*98*
　　　　2）ケアの留意点／*102*

第14章　チャプレンの教育プログラム
　　第1節　歴史的背景 ——————————————————— *103*
　　第2節　CPEの基本理念 ————————————————— *103*
　　　（1）人間観 ———————————————————— *103*
　　　（2）生の無条件肯定 ————————————————— *104*
　　　（3）積極的死生観 ————————————————— *104*
　　　（4）愛 —————————————————————— *104*

（5）使命感・役割感 ··· 104
　　（6）自分に誠実であること ··· 105
　　（7）受容の受容 ··· 105
　第3節 CPEの特徴 ··· 106
　　（1）living human documents の重視 ······························· 106
　　（2）人生の危機的経験を重視 ·· 106
　　（3）患者との会話録を重視 ·· 106
　　（4）アイデンティティを明確化 ······································ 107
　第4節 資格 ·· 107
　第5節 CPEの目的 ··· 107
　　（1）患者への牧会訓練 ·· 107
　　（2）チャプレンとしてのセルフ・アイデンティティの形成 ············ 107
　　（3）自己確立・自己成長 ·· 107
　　（4）神学の体験化 ··· 107
　第6節 CPEの内容 ··· 108
　　（1）病棟訪問 ··· 108
　　（2）説教実習 ··· 108
　　（3）グループワーク ·· 108
　　（4）個人面接 ··· 109
　　（5）スーパー・ヴァイザー（指導者）の養育 ························ 109

第15章　日本のスピリチュアルケア充実に向けて
　第1節 日本的スピリチュアルケアの必要性 ··························· 111
　第2節 時間の確保 ·· 111
　第3節 チャプレンの確保 ··· 112
　第4節 経済的基盤の整備 ··· 112
　第5節 医療スタッフの疲労と挫折の回避 ····························· 112
　第6節 人材の養成（神学教育・人格教育）··························· 112
　第7節 制度的問題 ·· 113
　第8節 医療哲学の改革 ··· 113
　第9節 総括 ··· 113

付録資料 ·· 115
あとがき ·· 131
索引 ··· 133

装丁：TAMON

第1章 スピリチュアルケアの意義

はじめに

　スピリチュアルケアは，今日，世界の人達が共通にもつ関心事になっている．高度医療が発展し，高齢者の増加とともに慢性疾患患者が増え，病を抱えて生きなくてはならなくなると，病を負った自分との戦いが生じてくる．多くの人が病院や各種の施設で死を迎える現代社会では，肉体的苦痛緩和はもちろんのこと，生活の質（quality of life；QOL）を保障しようとする努力がなされてきている．欧米や日本で特にこの傾向がみられる．スピリチュアルケアに関心が向けられるようになったのは，このような時代背景が関係している．

第1節 スピリチュアルケアの意義

　スピリチュアルケアとは，肉体的苦痛，精神的苦痛，社会的苦痛の緩和と並んで，患者のQOLを高めるには不可欠なケアで，特に死の危機に直面して人生の意味，苦難の意味，死後の問題などが問われ始めたとき，その解決を人間を超えた超越者や，内面の究極的自己に出会う中に見つけ出せるようにするケアである．日常生活では，知性・理性など合理性が重視される傾向があるが，スピリチュアルケアは，日常生活では忘れられていた目に見えない世界や情緒的・信仰的領域の中に，人間を超えたものとの関係の中で新たな意味を見つけて，新しい「存在の枠組み」，「自己同一性」（詳細は第3章参照）に気づくことである．

第2節 医療現場で

　医療現場では，「なぜ，こんな病気になったのですか．特別に悪いことをしたわけでもないのに」，「死んだ後のことを考えると不安で眠れません．本当に天国や地獄があるのでしょうか」などという叫びに，医療者はしばしば出会い，戸惑う．どのように対応したらよいのか迷うからである．死の接近を感じたとき，無力な自分を感じたとき，あるいは不治の病気であることを知ったとき，人は「なぜ，こんな不幸なことがあるのか」，「なぜ，私の病気は治せないのか」，「なぜ，死ななくてはならないのか」と問い，不治の病を負った人生について思い悩む．また自分の人生を後悔する．そのような疑問を抱くことは，苦難に直面した人には自然のことであり，それに応じたケアが必要である．にもかかわらず，今日までの医療ではこのようなケアを扱ってこなかった．このような問題は医療が扱う問題ではなく，宗教や哲学の問題であって，個人の問題であると決めつけてきた．最近，これらの苦痛は，危機にある人がもつスピリチュアルペインだといわれるようになった．そして，このような疑問に悩むことで病気が一層悪化し，患者のQOLが低下してしまうことになる．そこで，このような人生の深い問いに悩む人に向き合いケアする人を，臨床の場は必要としているという認識が生まれている．したがって，現代医療の中で，スピリチュアルケアの存在する意義とは次のようである．

　①多くの人達の日常生活では宗教が無縁になっている．病に苦しみ，深い罪責感や死後の問

題で悩むとき，その人をケアする手立てを現代医療はもち合わせていない．そこでスピリチュアルケアの具体化への道が強く求められるようになった．

②多くの人が病院，施設で死を迎える時代であるが，今日の医療は管理的，かつ専門化していて，患者が管理的医療機関の中で専門化した医療者と協力関係を作ることは難しくなっている．死に直面したときに浮かび上がるスピリチュアルな問題に対するケアが，医療機関では必要になっている．「死んだ後のことが心配で，眠れません」という訴えに対して，その場限りの安易な慰めしか与えられない医療者しかいない医療機関は，人間らしい人生を完うするための援助を与えられない．患者の訴えがある限り，スピリチュアルケアの存在意義が消えることはない．

第3節 世界保健機関による憲章改定案

世界保健機関（WHO）の執行理事会は，健康に関する憲章の見直し作業を特別委員会を立ち上げて行った．WHO憲章全体の見直し作業を行い，新たにスピリチュアルな健康（spiritual well-being）を加える憲章改訂案を用意した．それを1998年1月の第101回執行理事会に提案して認められた．翌年1999年5月の第52回総会において採択されるはずであったが，総会では現行の健康定義が機能していて，改訂の必要性が緊急ではないという理由で採択されなかった．採択にはいたらなかったが，執行理事会ではどのような問題提起がなされたのであろうか．

従来の健康の定義は，「健康とは完全な肉体的，精神的および社会的福祉の状態であり，単に疾病または病弱の存在しないことではない」[1]とある．これに対して理事会で議論された健康とは，「完全な肉体的，精神的，スピリチュアルおよび社会的福祉のダイナミックな状態であり，単に疾病または病弱の存在しないことではない」[2]となっている．健康の定義にスピリチュアルな健康さを加えたのである．

執行理事会でのこの議論は，スピリチュアルな問題が人間の健康理解にとって，重要なテーマとして理解されている実情を私達に示した事件であった．

第4節 報告書から

上記のような執行理事会での議論が出る10年前には，すでにがん患者へのケアに関して，スピリチュアルケアが欠かせないとの専門報告書が出版されている．この報告書は，WHOの大会決議を経たものではなく，世界の専門家の意見をまとめたものである．この報告書の中でがん患者の苦痛には，肉体的苦痛，精神的苦痛，社会的苦痛，霊的苦痛（スピリチュアルペイン）の4つがあることを指摘し，そのうえでこれらすべての苦痛からの緩和は患者の権利であると述べた．「痛みからの解放はすべてのがん患者の権利とみなされるべきであり，患者が痛みの治療を受けられるように図る方策は，この権利を尊重することである」[3]．

このような宣言がWHOに関わる国際的専門家グループの共同意見として発表されたことの意義は，2つの点で非常に大きい．第1はスピリチュアルペインの存在を認めた点，第2はスピリチュアルペイン緩和への努力が医療機関に求められた点である．世界の専門家レベルでは，スピリチュアルペインの緩和が患者の権利として認められつつあることを，私達も認識しておく必要がある．

文 献

1) Health is a state of complete physical, mental and social well-being and not merely the absence of disease or infirmity.
2) Health is a dynamic state of complete physical, mental, spiritual and social well-being and not merely the absence of disease or infirmity.
3) WHO Technical Report Series No. 804, Cancer pain relief and palliative care, 1990（世界保健機関（編）：武田文和（訳）：がんの痛みからの解放とパリアティブ・ケア．金原出版，p 5，1993

第2章 スピリチュアリティの定義

第1節 語源

　spirituality（スピリチュアリティ）は，英語辞典には人間の生命力の根源，生気，心，精神，魂，精霊などの訳が付けられている（『ランダムハウス英和大辞典』，小学館）．これらの訳語で日本人がスピリチュアリティをイメージするのは必ずしも明瞭ではない．

　スピリチュアリティの語源は，spirit（スピリット）である．スピリットの本来の意味は，息，風，生気であって，それらの意味が示すものは人間の生を支えるもっとも基本的要因を示している．そして，スピリットはラテン語のspiritusに語源をもっている．さらにこのラテン語は，歴史の中でキリスト教の影響を受けていて，その影響は旧約聖書の創世記に遡ることができる．「神は息を吹き込まれた．すると生きるものとなった」（創世記2：7）．

　創世記の記事では，神の息（スピリット）を受けて，人は生きるものとなったという．つまり，スピリチュアリティは，人間が生きるためにもっとも基本的要因を示すものを意味するし，同時にキリスト教的枠組みの中では神との関係を示している．

　創世記2：7の記事を詳しく分析すると，人間がスピリチュアルな存在であるという考え方は人間存在の根拠を語ったものである．この記事には，土のちりで作った「ひと」は息（スピリット）を吹き込まれて初めて生きたものとなったとある．ここで強調されている点は，神と人間との関係性である．神との関係が人間存在の必須条件だということを示している．人間が生きるには，神との関係という枠組みの中でしかありえないことを示している．この関係は人間が人間として生きるうえで不可欠な条件である．

第2節 スピリットの聖書的理解

　スピリットとは，聖書的に定義すれば，神が与えた「自己認識」の手段である．人間の存在は実際的には各々「わたし」という存在として具体化する．スピリットは「わたし」が「わたし」であることを可能にするものである．スピリットを受けて初めて個性をもった「わたし」という人間としての意識（自意識・自己理解）をもてるようになり，他者との共通性をもちながら，固有性をもった人間となれるのである．人は自分の生きる目的・意味・価値を知ってしか生きていくことができない，個人的・主観的・実存的存在として存在しているのである．そして，このようなあり方を可能としているのが神との関係であり，スピリットはこのような自己意識の源泉として理解される．と同時に，人に息（スピリット）が吹き込まれたということは，すべての人がこの息を吹き込まれているので，人と人との関係を支えているのがスピリットであることを示している．つまり，この息（スピリット）という結びつきは自己認識を形成しているだけにとどまらず，隣りにいる人との関係へと広がっていく．すなわち，人は「わたし」として生きつつ，「他者」との信頼関係の中でしか生きられないことを示している．

表1 「スピリット」（霊）に関する6つの理解（解釈）

理解（解釈）法	説明	例
実体（substance）	肉体とは別に「スピリット」（霊）が存在すると考える．その実体は目には見えない	御霊信仰などがある．幽霊，荒魂，祖魂，氏神，土産神など．動物，樹木，岩などに霊が憑いているとの考えもある．宗教学的にはアニミズム
「霊」がもつ性質としての能力（ability），才能（capacity），機能（function）を示す	スピリチュアリティ（霊性）を理性，知性，感性などとの対比で考える．スピリチュアリティとは人間のもつ一つの能力，才能で，超自然的，超物質的なものを認識する．理性，知性，感性がすべての人間に備わっているように，スピリチュアリティもすべての人間に備わった認識能力である	自然の移り変わりに神の力をみる（推理，思考などが加わり単なる直観ではない）観察，思考，推理，模索，検証，黙想などの過程を通して超自然，超物質，超可視的なものをみる能力，機能．霊能力者，超能力者など
感情（feeling），情緒（emotion），直観（intuition），感性	論理，推理によらず感情的直感，瞬間的ひらめきで目に見えるものの奥にあるものを認識する．それに伴う感情，情緒など	目に見えるものの背後にある意思，意図，目的などをみる．あるいは背後のものに触れることからうまれる感情，情緒など．安心，希望，至福感覚，充実感．また恐怖，不安もある．シュライエルマッハの宗教的直感，感情など
必要（need）．人間の魂の叫びであり，特に危機状況に置かれ，生命の危険や精神的苦悩や苦痛に直面したときのスピリチュアルニーズである	必要，飢え渇き，痛みなどとして現れる．生命が危機に直面すると，その苦痛を経験する．苦痛の原因，意味，理由を知りたいとの要求が生まれる．また危機状況における自己の人生の意味，価値を問う．人間を超えるものからの回答を求める．魂の飢え渇き（必要）である	病気，事故，死の直面，喪失体験，死別，挫折，離婚などに直面して，スピリチュアルニーズをもつ．人間の有限性，制約を超えた無限，永遠，自分の人生の意味などへの関心．
関係（relation）．実存的関係として存在の不可欠な要因（根源的要因）	スピリチュアルな関係には，神秘体験，超自然的体験が含まれている．神仏との人格的関係．我と汝の親密な関係	絶望，不公平感，虚無感，遺棄感，脱落感などを取り除き，人格の悟りがある．庇護感，全き信頼，絶対的安らぎ，自由，充実感，尊敬，畏敬，感謝，献身，自己犠牲，シュライエルマハーの「絶対的帰依の心情」
領域（space）．心の中の場所，空間．	自我意識を超え，他者や人類，全生命，全宇宙とも通じ合う心の領域	無限，永遠，絶対，超越性，究極性，普遍性，不滅などを経験する場．

第3節 スピリットの多様な解釈

スピリットの辞典的意味については先にみた．

ここでは，それらをふまえたうえでさらに，スピリットの多様な解釈を6つに分類した（**表1**）．上記のように，スピリット（霊）は多様な意味で解釈されている．

第1は，スピリットが実体として存在しているという解釈である．霊が憑いていると信じられた動物，樹木，岩などがあって，それを奉ることで病気が癒されると信じられていた．人々はこのような霊が存在しているかのように荒魂や祖魂などとよんで畏れた．今日でも重篤な病人のために，悪霊払いをする祈祷師がいるように，不幸の原因を悪霊の仕業とすることがある．第2は，霊を人間がもつ能力，才能，機能として解釈し，超自然なものへの認識力とみなすものである．暴風や荒海の背後に神の怒りがあると認識する．霊能者や超能力者などは，物理的空間を超えた人との交流を行う能力をもっていると考える．第3は，霊を感情や情緒の1つと

して解釈するものである．感情的直感や瞬間的ひらめきによって見えないものを認識する感覚で，特に安心，至福感覚，充実感などを伴う．第4は，霊を人間のニーズとして解釈するものである．スピリチュアルニーズなどと言うように，肉体的ニーズや社会的ニーズの1つとして，特に生命の危機に直面して覚醒するもので，生きる意味や苦痛の意味などを知りたいというニーズとして現れる．このようなニーズは神仏や超越的なものによって満たされるものである．第5は，霊を関係として解釈するもので，特定の対象が問題であるよりも，むしろ関係の内容が重要で，神秘的体験や超自然的体験をスピリチュアルな関係として解釈している．このような関係には，人格的触れ合いがあり，結果として，絶望から希望，欠乏感から充実感の変化が起きる．第6は，領域，心の空間としてスピットを解釈するもので，この空間では無限，永遠，超越性，究極性，普遍性などを経験する場を指している．

このようにスピリットは，いくつもに解釈できる．特にここでは，スピリットを機能として解釈している．

第4節 スピリチュアルな存在

前述のようにスピリットの聖書的理解が，私達が使っているスピリチュアリティという概念の中に含まれている．そしてそれを理解せずにはここで扱っている問題を正しく明らかにすることはできない．

1）スピリットは，人間が人間として生きるときの神との関係を示している．実は，この関係を示すのがスピリチュアリティであり，人間が生きるための「枠組み」を与えるものである．この「枠組み」によって人は一定の位置・場・空間が与えられるのである．そして安全，希望，人生の意味，人生の目的などが与えられるのである．この枠組みが宗教的な意味では神仏が代表となっている．しかし，宗教に無関心な人にも，生命を意味づけ，価値づける枠組みが必要なのである．人間がスピリチュアルな存在だということは，人間が生きるうえで土台や安全の獲得，人生の方向性をもつためには，人間を超えたもので，存在の枠組みとなるものを必要としていることを示している．

2）人はスピリチュアルな存在であるから，神との関係の中で固有性を示すのである．人は日常生活では，自己実現，欲望の達成，社会的名声の獲得などを目的にして生きている．しかし，死の接近によって，それらのものが不可能になったときには，人は精神的なもので，かつ回りの事情によって変わらず，自分の人生に意味を与えてくれるものを求める．より内的意味が必要になる．このような内的意味が，死による存在の消滅よりも大きなものになるとき，それは究極的意味をもつといえる．生きることの究極的意味を人は必要としているのである．

第5節 スピリチュアリティとは

スピリチュアリティの本質は知性，理性，感性，悟性などと同様に，人間が生得的にもっているもので，自分の生きる意味や目的，そして死後の問題などへの関心であり，「人間らしく」，「自分らしく」生きるための根拠となる生の「枠組み」を，自己（人間）の存在を超えたものに求めたり，あるいは「自己同一性」を自己の内に求めて，危機状況の中でも生きる意味や目的を見つけ出し，かつ死後の世界の問題を解決して生きるための機能である．本書では次のように定義したい．

> **POINT**
>
> 　スピリチュアリティとは，人生の危機に直面して「人間らしく」「自分らしく」生きるための「存在の枠組み」「自己同一性」が失われたときに，それらのものを自分の外の超越的なものに求めたり，あるいは自分の内面の究極的なものに求める機能である．

第3章 スピリチュアリティの性質

第1節 スピリチュアリティの構造
（1）スピリチュアリティの2つの基本要因
　危機に直面して，自分を見失いそうになったとき，その中心的テーマになるのは，自分の「存在の枠組み」，「自己同一性」である．

　1）「存在の枠組み」—人生の土台・根拠
　ここでの「存在の枠組み」とは，人生の土台・根拠である．その本質は人の存在を支えるものである．それがあるから人は自分の存在に安定を得，人生を受けとめることができ，人生を築くことができる．人生の枠組みは人によって異なり，民族，文化，歴史など生きる状況に影響される．したがって，多くの要因図1から形成されている．

　その中でも大きな要因となるものは自然，文化，歴史，風習などの影響である．宗教をもつ人にとって宗教は確実な人生の土台である．哲学，思想，主義なども多くの人の生きる土台の中核になっている．また，家族や親しい人との人間関係も人生に意味を与える根拠である．さらに，自然との触れ合いは傷ついた魂を癒す．かつ自然界の生命の繰り返しの事実が人生を理解する助けになり，輪廻に基づいた人生観を形作っている．

　人生の土台・根拠（枠組み）がたくさんある中で，特にスピリチュアルといえる条件がある．スピリチュアルは，人がいかなる状況にいるときにも，そこに「超越的なもの」，「究極的なもの」との関係がある点である．この世のものは，すべてが相対的なものであるが，超越的なものは質的相違をもつものである．また超越的なものは，人間がもつ有限性を超えた無限や永遠を本質とする．

　2）自己同一性
　スピリチュアリティの構造の2つめは，「自己同一性」とここではよぶが，「自己理解」，「本当の自分」，「わたしの中のわたし」，「内的自己」とよばれてきたものである．危機に直面してそれまでの「自己理解」が挫折して失われてしまうと，新たな自己理解が必要になる．「なぜ，わたしが…」という問いは，それまでの自己理解が崩れて，新たな自己理解を求めて葛藤している姿である．それにはより深く自己を探り，新たな自己存在の意味を見つけ出さなくてはならない．下記に自己理解への関心の特徴をまとめておく．

　①危機状況の中で究極的自己を意識する（苦悩する自己の客観視）
　②自己の過去，現在，未来を実存的に意識する
　③危機の中の自己存在の意味，目的，価値を探求する
　④危機の中の自己の存在の意味，目的，価値を見出して励まし，勇気，希望を見つける
　⑤危機にある自己の究極的意味，目的，価値が超越者と関わっていることに気づく

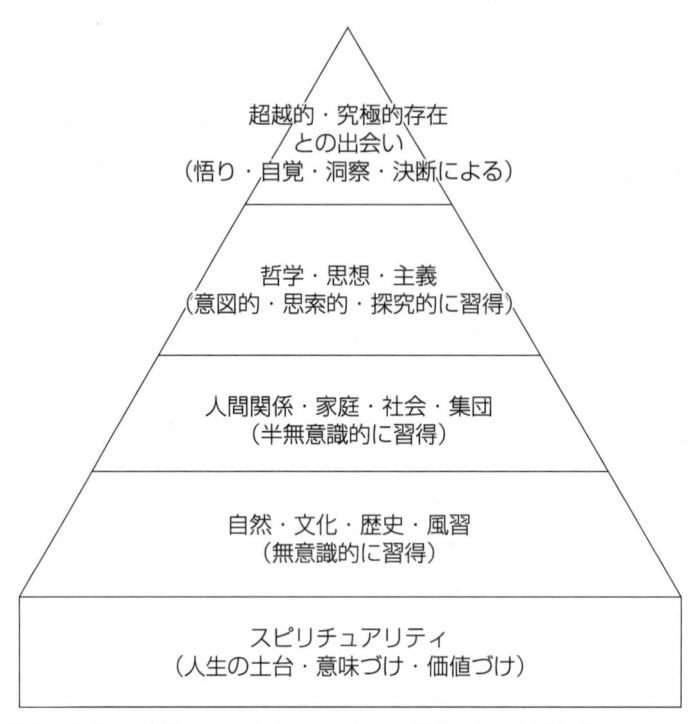

窪寺俊之：心身症の治療―スピリチュアルケアの視点から．心療内科 7：399，2003

図1 スピリチュアリティの形成構造

　注1：超越的・究極的存在との出会い：超越的存在とは，神仏など自分の人生を支配・保護していると感じる存在．その存在を自覚すると，新たな視野が開かれたり，価値感・人生観が変えられて自己執着などから解放され自由を経験する．究極的存在との出会いは，自分の中の新たな（もっと深い）自分を発見すること．それによって，新たな生きがいや人生の目的をつかむ．

　注2：哲学・思想・主義によるスピリチュアリティ形成とは，たとえば夏目漱石の「則天去私」という思想に触れるなどのこと．この思想の意味は私の思いを捨てて，天の思いに立つとの意味．苦しいことがあっても，天にすべてを任せて生きることと言いかえてもよい．このような思想がスピリチュアリティを形成し，病いになったときにスピリチュアリティが覚醒する．

　注3：両親や家族など親しい者との交わり：人間関係は人への信頼感を形成し，生きる力となっている．

　注4：自然の四季の移り変わりがはっきりした日本文化は，事柄を待つ姿勢が生まれる．苦難に対しても，必ず好転するという楽観主義的人生観を生む．童話やお伽話など文化の一部になったものは，幼い子どもの心の深層に，死後の世界のイメージを与えている．たとえば『かぐや姫』の話，『マッチ売りの少女』などである．また言葉や文化も人生観を形成している．たとえば「人生万事塞翁が馬」とは，苦難がやってきてもあくせくせずに待つという人生観を形成させる．

（2）スピリチュアリティの特性

1）超合理性・超科学性・超客観性

スピリチュアリティは合理性という性質よりも，超合理的性質をもっている．超合理的性格とは，合理的論理，分析を超えるものであるが，本人にとっては納得できるもの，かつ人生を支えるもの，意味のあるものである．

2）普遍性

スピリチュアリティは特殊な資質ではなく，むしろ人間に普遍的に与えられているものである．既存の宗教に無関心で信仰心のない人にも，スピリチュアリティは潜在的にある．なぜならば生命が危険に曝される危機状況では宗教の有無にかかわらず，普段は隠れているスピリチュアリティが触発され覚醒されて，患者の魂を慰め，励まし，希望をもたせてくれるからである．スピリチュアリティは宗教とは異なる．宗教は宗教的選択がなされて入信するが，スピリチュアリティは，選択を必要とせず，どこまでも興味，関心，希求，願望のレベルにとどまる．

（3）スピリチュアリティの複合的要因

スピリチュアリティには複合的要因が含まれている．それは①感情的・情緒的要因，②哲学的要因，③宗教的要因，④重層的構造である．

1）感情的・情緒的要因

スピリチュアリティは，不安，恐怖，いらだち，孤独感，虚無感などの感情・情緒として現れる．これらは苦痛として体験されることが多い．その苦痛の原因は合理性，科学性，客観性を超えるものである．

2）哲学的要因

多くのケースでみられる「なぜ，わたしがこんな病気になって苦しまなくてはならないのか」という問いは，哲学的問いである．自分の病気や苦難の原因，理由を明らかにしようとする営みである．哲学的問いは，疑問の形で表現され，本人が納得するまで問い続けられていく．解答が必ずしも存在するものではない．

3）宗教的要因

「こんなに苦しむのは罰が当たったのかもしれない」とか，「死んだ後には地獄があるのか」という問いは，宗教的問いである．宗教は，このような罰や死後の世界を扱ってきた．それらの解答は理性や合理性を超えた信仰，信念，イメージの世界に属するものである．論理的説明を超えた個人の信仰・信念の世界である．「こんなに苦しむのは罰が当たったのかもしれない」というのは疑問形で表現されているので，哲学的であるともいえる．けれども，罰が当たったという問いは，むしろ宗教的色彩が強い．罰を与える神が存在していることが前提とされているので，宗教的なのである．

4）重層的構造

上記のような感情的，哲学的，宗教的要因が含まれていると同時に，スピリチュアリティがもつ価値観の形成には，その人が生きてきた自然，文化，歴史，風習などが影響を与えている．人間関係，思想，哲学，主義，宗教などの影響も大きい．それらが人格の中核を形成し，人生の土台や生きる意味を作っている．

第2節 スピリチュアリティと「死の危機」

ここでの課題はスピリチュアリティと「死の危機」の関係を明らかにすることである．この関係を明らかにすることで，スピリチュアリティの性質をよりよく理解することができる．初めに危機について説明する．

（1）危機とは何か

HWストーン（Howard W. Stone）[1]は，危機には「平常の成長的危機」と「状況的（偶発的）危機」があり，危機発生状況は少なくとも2つに分類できるとしている．特に平常の成長的危機は，だれの人生でも遭遇する危機であり，その危機をどのように対処するかで将来の成長へのきっかけとなるという．ストーンの言葉を変えて表現すれば，個人生活や個人の通常のライフサイクルに伴っている変化に起因する危機と，人生での予想外の出来事や状況変化に起因する危機とがある．前者に属するものとしては両親の死に遭遇するとか，遠く離れた大学へ入学するために親のもとを離れることや，あるいは定年を迎えて社会の第一線から退くなどの体験が含まれる．後者に属するものとしては，幼い子どもが突然死ぬとか，順調に進んでいた会社が不況の波に襲われて倒産するということなどがある．

特に，死や死別というテーマが人生の危機として学問的に扱われてきたのは，キューブラー・ロス（E. Kubler-Ross）の『死の瞬間』[2]がきっかけになっている．キューブラー・ロスは著書の中で，1960年代のアメリカの大学病院でさえ死について語ることはタブーであったし，死の危機にある患者に直接インタビューすることは，馬鹿げたこととして真面目に取り扱われなかったと述べている．死のプロセスの5段階をキューブラー・ロスが明らかにしたことで，臨床的死の学問が一挙に進んだのである．

リンデマン（E. Lindemann）[3]は「危機とは個人や家族に対して起きてくる出来事，または状況であって，日常での均衡のとれているバランスを崩し，かつそれまでのバランスのとれた状態に戻そうとしても，既存の解決法では役に立たないような状況をいう」と定義している．彼は，1942年，ボストンで発生したナイトクラブの火災で，死亡した493人の家族を対象にした悲嘆のプロセスの研究から危機の特徴として，第1は身体的虚脱感であり，咽頭部の緊張，呼吸促迫，深いためいきなどを挙げている．第2は「死んでしまいたい」という死のイメージをもったこと，第3は罪責感をもったこと，第4は敵対的反応をもったこと，第5は通常の行動パターンがとれなくなったことの5つを挙げている．

また，神学的視点から「危機」を定義している学者達の中で，マイケルソン（C. Michaelson）[4]は，危機を信仰との関係で定義しようとしている．危機は信仰や懐疑に関わる問題であるという．そして危機には「非回避的状況」があり，かつ究極的重要性の側面をもつ「重要な状況」とがあるとした．特にマイケルソンは，危機状況を表層的なレベルから実存的レベルの危機に注目し，究極的関心事である生きる意味が問われる危機状況に関心をもったのである．

さて，私達の世界には，私達を脅かす危機が満ちている．空気汚染，環境破壊などは生きるための環境危機である．また，失業，企業倒産，銀行破綻などは金融危機，経済危機である．子どもの虐待や両親の離婚などは，家庭危機である．不登校，校内暴力，受験競争などは教育危機である．殺人，暴力，強盗などは社会不安をもたらすもので，社会生活の危機といえる．これらの危機の中で，死は生命の危機である．死は生命の消滅の危機である．そして，危機の中で最大の危機である．「わたし」自身が自分の死に直面することである．第一人称の死こそ，

もっとも「わたし」を意識させるときであり，決断を迫られるときであり，自分の弱さや強さを赤裸々に晒すときである．その意味でもっとも厳粛なときであるといえる．

（2）死の危機

なぜ死が危機となるのだろうか．それは決定的な意味で人生が，「この世」と「これからの世」に断絶されるからである．分断された2つの世界は往き来ができないので，多くの人はこの世に執着しようとする．肉体的生命が途切れるというだけでなく，精神的，社会的つながりが切れるのである．具体的には，肉体的には活動していた生命が消滅することであり，心理的には今までの人間関係が切れて心理的関係もなくなる．また，将来への希望が失われて不安になる．哲学的にはそれまでの人生を支えていた価値観が無意味なものになることであり，懐疑と虚無にとらわれることである．そして，社会的には，他者との交流や親交の断絶であり，孤独の体験が死の危機なのである．このように，死の危機は生きる意味や目的の喪失，死への覚醒，罪責感の覚醒と深く関わっている．宗教の有無とは無関係に，死の危機は人生を生きるときのもっとも重大な問題を喚起するのである．

一方で，死の危機が不安や恐怖という感情を引き起こし，私達が自己コントロールできる限度を超えてパニック状態になり，思考や感情の統一性を失わせることで，哲学的問いが生じる．「なぜ，自分は死ななくてはならないのか」と死の理由を問わせたり，死後の生命についての疑問を投げかける．死の危機は，このような自己コントロール不可能なほどの感情の揺さぶりを起こし，かつ深い哲学的問いかけを起こす．このような非日常的精神状態を解決するために，人は人間の能力を超えた超越的なものや，究極的なものに関心を示していく．その「超越的なもの」が存在の枠組みとなり，「究極的なもの」が自己同一性を与えるものとなる．死の危機はこのように，わたしを自己保存するために「超越的なもの」，「究極的なもの」への関心を引き出す動因となる．

（3）死の危機とスピリチュアリティ

死の危機はスピリチュアリティを覚醒し，達成不可能になったそれまでの人生の意味や目的に代わって，新たな意味や目的を見つけ出そうと働く．その時，現実の死に打ち勝つための人生の意味・目的や，死後の世界の可能性を見つけ出す必要から，人間の知性や理性を超えた世界にその解決を求める．このスピリチュアルな世界から得られるものは，死の危機で失われた存在の枠組みと自己同一性の回復である．この回復こそ，新たな人生の出発を可能にする癒しとなる．

第3節　スピリチュアリティの機能

（1）苦しみの緩和

スピリチュアリティは死という危機体験と深く結びつき，危機によって触発されて顕現する機能である．スピリチュアリティが危機体験と深く関係していることは，愛する者との死別体験をしたとき，遺族がスピリチュアリティに関心を示すことで明らかである．愛する父親を見送った家族は「お父さんは，もう苦労から解放されて天国で微笑んでいる気がする」などと遺族や親族の集まりで話す．「天国で微笑んでいる」かどうかは確かめる術がないが，家族の間でこのような会話が交わされるのは，愛する者が天国で安らいでいると思うことで，遺族らが苦痛から解放されるからである．もし，父親が苦しんでいたら家族は安心していられない．父親

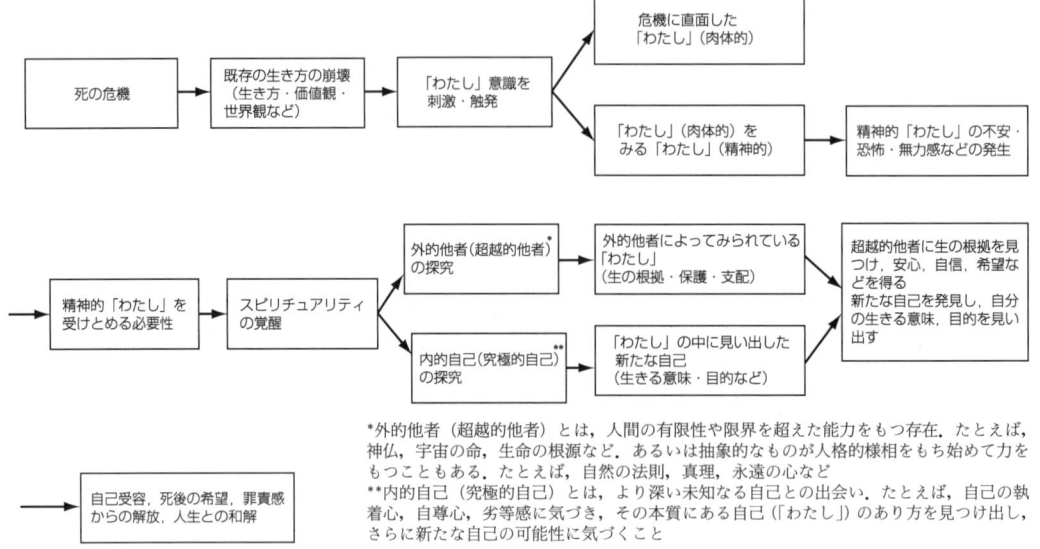

図2 死とスピリチュアリティの危機モデル

が安らいでいると思うことが，遺族の苦痛を緩和している．

(2)「わたし」の意識化・覚醒化

　死は生涯に1回限りのものであるから，繰り返せない．その意味で死は決定的危機である．そして，この決定的危機は，しばしば，もっとも重要不可欠なものを喚起する．危機に直面して喚起されるものの中心は，死の主体である「わたし」である．死に直面した「わたし」（肉体的）から，認識の主体である「わたし」が分離する．そのことで「わたし」（精神的）が強く喚起される．死とは，危機にある「わたし」（肉体的）と，その「わたし」をみている「わたし」（精神的）という2つの「わたし」が生まれる．つまり，「肉体的なわたし」と「精神的なわたし」が分離して意識化される（図2）．

　死の危機によって，意識化された「わたし」は不安，恐怖，無力感などに襲われる．それは今までの人生計画，価値観，職業観，人間関係が役に立たず，無力化することによる．死が接近し，肉体が病気に蝕まれると，それまでの関心事である人からの評価や社会的成功などは消えて，それまでは無関心であった宗教や死後の生命，生きることの意味を真剣に問わざるを得なくなる．このように死に直面することで，「わたし」（精神的）が意識化されるが，死に直面したときの「わたし」の意識には，不安，恐怖，無力感が中心にある．このような苦痛感情は，いつまでも抱えていたいものではない．解消してしまいたい感情が起きる．そこで，解消への道を模索することになる．そして「わたし」（精神的）は覚醒する．ただし，不安，恐怖，無力感と闘うのではない．その感情に襲われた「わたし」（精神的）を受けとめてくれるものを求めるのである．

(3) 存在の意味づけ

　患者は体力や気力の衰えで自分の存在の意義を見つけにくくなる．回復の見込みがない現実は，人から看護されることさえ心の負担を増すことになる．社会的生産性を失った人が，自分の生命に積極的生きる意義を認めることはなかなか困難である．人間固有の価値を認めようと

しない現代社会の現実は，しばしば患者を苦しめる．人の世話にならねばならない自分になお，人間固有の価値を認めることのできる患者は多くない．しかし，患者は葛藤しながら，人間存在の外側からの意味づけを探そうとする．人間が存在している以外の世界からの意味づけを求め始める．このようにスピリチュアリティは，人間を超えた超越者から「存在の意味づけ」を得ようとする．

（4）死後の世界を示す

スピリチュアリティは，死後の世界を示す．スピリチュアリティは合理性，科学性，客観性を超越するので，目に見えない死後の世界をも肯定することが可能である．死に逝く人は，死後の世界の有無に関心がある．死に逝く人の魂の関心に応えるのが，スピリチュアリティの機能である．この機能は死後の世界を肯定するように働く．

（5）生命維持の機能

不安，恐怖，無力感という危機体験は「わたし」（精神的）意識を刺激する．そのような「わたし」を安定させるためにスピリチュアリティは覚醒する．スピリチュアリティは，人生の危機によって触発され，覚醒するものである．特に，「わたし」意識の危機の中で，新たな生きる根拠や土台を見つけ出そうとする機能である．つまり，スピリチュアリティは危機状況に直面した生命が，生命維持のために覚醒する機能であるとも理解できる．人が生きるのに必要な生きる意味や価値を再発見するために覚醒する機能であり，その意味でスピリチュアリティは生命維持の基本的機能であるといえよう．

（6）機能そのものとしてのスピリチュアリティ

スピリチュアリティには，いくつもの表現方法がある．たとえば，スピリチュアルペインとして表出するし，スピリチュアル・ディメンション（霊的側面）は，人間のもつ多面性の1つとして絶対的・超越的なものへ祈るという面をもっている．スピリチュアリティは，1つの機能として働き，自己保存のために危機に直面すると覚醒して，失われた生きるための「存在の枠組み」や「自己同一性」を確保するために動きだす．このような機能が人間に生得的に備わっていて，危機という境遇に立たされたときにも，柔軟に対応して自己保存できるようになっている．もし，このようなスピリチュアルな機能が欠けると，知性や理性，感性などだけでは，生命が危機に直面したときに，生きる道が閉ざされて人は人格崩壊するか，あるいは生きることを放棄する結果になる．

スピリチュアリティが覚醒して，危機状況でも生きる意味や目的を見つけ出せるのは，スピリチュアリティが機能することで，超越的世界や究極的世界に関心が向くからである．

第4節 スピリチュアリティ覚醒の背景的要因

（1）感受性の高揚

死の危機では，患者は平常時よりも敏感になり感覚的になる．健康なときには，人は日常的事柄に追われ，直面する出来事に感情が伴っていることは少なく，むしろ無感覚で生きていることのほうが多い．しかし，死に直面すると，病気に起因する肉体的苦痛や死の接近によって，不安，恐怖，いらだち，孤独感，無力感などが増大する．闘病生活では時間的にはゆっくりとした中で，回りの出来事をより深く観察し，感覚的に受けとめることが多くなる．すると，肉体的変化や医師の言葉や回りの人々の会話や行動，生き方，また自然の移り変わりなどに敏感

に反応し始める．さらに，日常ではほとんど無視してきた超自然的出来事などにも敏感になっていく．特に苦難，苦痛の襲ってくる中で，人々の生を支えている生きる意味や目的などへの関心が鋭敏になり，鋭く思案，熟考する傾向がみえる．このような傾向が，超自然的な事柄や超越的存在への関心を深めさせ，スピリチュアリティ覚醒の動因になる．

（2）関心の特殊化

危機体験によって既存の人生の枠組みが崩れてしまうことで，生きる意味が失われてしまう．この状態での関心は非常に特殊化される．社会的成功や名声，あるいは経済的裕福には関心が薄れ，苦痛や苦難を負いながら生きるための生きる意味や目的などに関心が特化してくる．このことがスピリチュアリティ覚醒の動因となる．

（3）感情，情緒の無制御化

死に直面した人達は，自分で自分の感情のコントロールができない自分を経験することが多い．無性に怒りが込み上げてきたり，愛しているのに不平不満を言ったり，甘えたり，拒否したり，怒りや恐怖の感情が自分の理性や知性や意志でコントロールできる範囲を超えてしまう．その結果，他人を傷つけ，深刻な自信喪失や自尊心の喪失を生んでいる．自信や自尊心の回復のために人間の能力や知性を超えたものへの関心を深めさせる．自分の感情や情緒の無制御化の体験は，患者の中にスピリチュアルなものへの希求を増大させる要因となっている．

（4）願望の実現

いらだち，不安になる自己をコントロールしようとしながらできない現実を体験し，自己の能力の限界を痛感する．また，感情の揺れ動きの激しさを経験する．自尊心が崩れ，自信を喪失したり，無力感が強くなり，精神的な安定への願望は強くなる．この願望を実現させようとして，超越的なものを求める傾向が強くなる．この願望もやはりスピリチュアリティを覚醒する．

（5）自己保存

人間が死の危機状況に置かれると，死ぬことから自己を守ろうとする自己保存の願望が強く働いてくる．そして，自己を超えたものとの関係をもつことで自己保存しようとする．この動きがスピリチュアリティを覚醒させる．

第5節 具体例にみるスピリチュアリティ

これまでスピリチュアリティの構造や機能をみていくことで，スピリチュアリティの性質に触れてきた．しかし，実際の体験を重ねていくことでその人なりのスピリチュアリティ観が築かれていくであろうし，また死の危機に直面した人と関わらないことには，スピリチュアリティというものがわかりにくいことも事実である．そこでここでは，具体的な例を取り上げて，スピリチュアリティの理解を深めたいと考える．死の危機に直面したとき，彼らのスピリチュアリティはどのように機能したのであろうか．また彼らのスピリチュアリティはいかなるものであったのだろうか．

（1）高見 順（作家）の場合

高見 順（1907〜1965年）は本名高間義雄，のちに芳雄と改名．明治40年，福井県に生まれた．高見の生い立ちは複雑で，父坂本釤之助（当時，福井県知事）と，母高間コヨの間に私生児（高見は自分をそうよんでいる）として生まれた．母は福井県九頭竜川河口の港町三国の「三

国小町」といわれていた．しかし，母が正妻ではなかったために，母子は郷里福井の地を離れて父が住んでいた東京に移り住むことになる．異母弟妹がいた．高見は東京府立第一中学校，第一高等学校に学んだ．そこで社会思想研究会に入り，当時，社会に風靡していた共産主義思想に強く影響を受けた．同時に新感覚派にも触れた．東京帝国大学文学部英文科に入学し，左翼芸術運動に参加．小説，エッセー，演劇などを積極的に発表．また石田愛子との同棲生活に入る．共産主義社会の実現のために尽力した．

しかし，第2次世界大戦の勃発とともに，共産主義者らは危険思想家とみなされ，昭和8年，25歳のとき治安維持法違反の容疑で検挙され，拷問を受けて転向を余儀なくされた．その後，水谷秋子と再婚する．

彼は戦後10年間，さまざまな病に苦しんだが，昭和38年，56歳のとき，食道がんが発見される．昭和38年9月16日付の日記に「食事のとき，何か食道につっかえる感じがする」とある．10月3日，千葉医科大学付属病院での検査の結果，食道がんと診断される．10月9日手術，翌年7月に第2回目の手術を行った．がんは食道から胃に転移し，12月に第3回めの手術を受ける．さらに昭和40年3月，国立放射線医学総合研究所病院部で第4回目の手術を受ける．3年間に4回の手術を受けたが結果は思わしくなく，病気は悪化して厳しい状況に向かった．

高見はがん闘病中に日記を書き，詩作して書き残した．詩は『死の淵より』[5]（昭和39年）として発表され，闘病の苦しみ，悩みが赤裸々に表現されている．死後，闘病中に書きためた日記が整理されて『闘病日記（上）』[6]，『闘病日記（下）』[7]として発表された．これらの日記は，生い立ちから青年期のこと，文学者との交流関係や，思想的遍歴，文学観，死生観などが実に生き生きと書かれている．昭和40年（1965年）8月17日，58歳で亡くなる．9月17日，同級生だった禅僧によって葬儀がもたれた．死因は全身がんによる心臓衰弱であった．

高見は『死の淵より』，『闘病日記（上）』，『闘病日記（下）』の中で，実に多くの宗教用語を用い，その宗教用語に自身の感情，情感，願望，怒りなどを重ねて表現している．

（　）は掲載頁と使用回数．15×2は15頁に2回使用されたことを示す

『死の淵より』（講談社，1993年）

釈迦（109），悟り（110），菩提樹（109），巡礼団（109），僧侶（109），仏塔（109），仏像（109），合掌（109），諸行無常（110），仏（110），極楽（110），涅槃（110）など．

『闘病日記（上）』（講談社，1990年）

沢庵禅師(128)，祈る気持ち(167)，坐禅(130, 179)，成仏(132)，正法眼蔵随聞記(172)，随聞記(173)，法句経(173)，道元の法眼蔵(174)，歎異抄(175)，成田山のお札(183)，信仰(176, 354×2)，仏教学者(179, 322)，バチが当たる(211)，滝沢克己『キリスト教と仏教』『四国八十八ケ所めぐり』(211)，キリスト者(226)，神の御心(226)，ゆだねる(226)，祈(238, 301×7)，ローマカソリック(241)，神父(241)，近代神学(241)，永平広録抄話(249)，無念無想(249)，阿弥陀(249)，救い(250)，信心(250, 294×2)，帰依(250)，道元(252)，親鸞(252, 301)，覚者(252)，霊魂の不滅(258)，転生(258)，迷信邪説(258)，菩提心(267)，無心(270, 314)，求道心(282)，念仏(286)，救い(287, 302)，無量寿経(289, 301)，往生(289)，極楽往生(295, 311×4)，阿弥陀仏(300)，本願(300)，釈尊(300)，

百済観音（301），衆生済度（301, 302×2），無常（312），煩悩（312, 314×2），無（314×2），お経（般若心経）（322），坊主（323），臨済宗（322），禅（323），仏道（323×3），平常心（330），神（238）

『闘病日記（下）』（講談社，1990 年）

念仏（3, 5, 25），信心（3），浄土宗（3），釈迦（5），本願（5），阿弥陀（5），法然（5），親鸞（5），神の意志（5），入信（7, 22），悟入（7），頓悟（7），悟（7），聖霊（8），信仰告白（22），罪の自覚（22），無常感（22），往生（24, 26），成仏（25），南無阿弥陀仏（26），経文（26），宗教（30），洗礼（36），宗教体験（37），クリスチャン（37），宗教者（37），バルト神学（37），キリスト者（37, 64），仏教（37），坊主（60），宣教師（60），宗教家（60），創価学会（60），カリ神殿（62），狂信者（62），ヒンヅー教師（62），魔力（62），天国（63），十字架（70），キリストの死（70），イエスの福音（71），復活（71），罪人（71），神の子キリスト（72），愛の神（74），怒りの神（74）

　高見の日記の特徴は，人生への深い挫折感，失敗感，罪責感をもっていた点である．
　「私は自分の人生を顧りみて，生活者としての私は失敗者だったと思わざるをえない．私の実の人生は失敗だった．では，文学は？　文学だって失敗だ．何かやろうとすると，きっと何か障害（やれ弾圧だ，やれ戦争だ，やれ病気だ）がおきた．外部のせいにするのはよそう．私の内部に自己否定の精神がいつも強く生きていた．それが何よりも，いい気になって仕事をするのをさまたげた．未完の仕事の，いかに多いことか．中途で，自己否定のため腐ってしまったのだ．あくまで現代に生きよう，現代と取り組もう，現代を描こうとなると，不毛しか与えられぬ現代だというところも，たしかにあった」（上 333 頁）
　ここには，高見の中に人生，文学への深い失敗感，悔い，後悔，自己否定の感情があったのが明確にわかる．結婚生活，家庭生活でも高見は後悔することが多かった．同棲生活をした石田愛子との生活も破綻し，石田愛子を孕ませたが，「当時，堕胎は有罪行為だった……，降ろさせた」（上 246 頁），「彼女の心をすさませたのは私である」（上 246 頁）という罪責感がみえる．そのうえ，マルクス主義の思想への失望，思想転向者（下 16 頁）としての負い目などが高見の人生に襲いかかり，それらからの救済の道を探させたと考えられる．
　高見には第一高等学校時代の友人に神学者井上良雄（東京神学大学教授）がいた．井上は高見を見舞い，キリスト教の福音を伝えていた．そして高見は「井上良雄は偉い人だ」（下 309 頁）と書いている．しかし，井上のキリスト教徒としての生き方を高く評価しながらも，宗教にも挫折させられるのではないかという強い不安をもっていた．そして入信しなかった．高見は既存の宗教には入信しなかったが，魂の救いを求めていた．その魂の必要を満たすものが次の文章にある．それは疑似宗教体験ともいえる「お札」，「易者」，「お祓い」を受け入れるということであった．9 月 27 日の日記の一節には，「…6 号室の患者（女性）の娘さんが，母のためにお参りに行ったと言って成田山のお札をくれた」（上 183 頁）と記している．ここには「お参り」，「成田山」，「お札」という宗教用語が用いられている．この宗教用語についての高見のコメントは書かれていない．事実のみがある．しかし，この事実のみが記されたことは意味深いと考えられる．9 月 27 日の日記は，139 字しかない．そのうちの 57 字が，上記の引用文に費やされて

いる．そして，この一文の中には，「お参り」，「成田山」，「お札」という宗教用語が使われているのである．また，6号室の患者の娘さんの母から，高見の回復を願う思いを送られたことをありがたいと受け取っている．高見は宗教を信じていないが，宗教に伴う人間の愛に心が引かれていた様子がみえてくる．

　　昭和41年（1965年）3月12日の日記
　「9時，妻，帰る．藤沢税務署の若い署長（大山網明氏）に会って詳しい事情を話したと言う．なお，「いつもよく当たる」易者のところへ行って，私の病気のことを聞いたら『容易ならぬ大患だ』と言い，『本来なら三月頃，死んでいたはずだ』とも言ったと言う（がんだとは，帰りに言っただけで，初めは何も告げなかった由）．『気力を失ったら，おしまいだ』と易者は言ったよし．気力を失わないように，日記をできるだけ書こう．日記と同時に『日記』（刊行中の旧日記）の註入れはムリかな．『日記』のほう，早く片づけたい．9時，注入．そのあと，ベットで便器に大便．便所へ行く気力なし．昨日，井上君は，死については若いときから考えさせられていたと言った．マルクス主義はその点では何の解決も与えてくれぬ，胸の空洞を満たしてくれぬと言った．やはり井上君は宗教的人間なのかもしれぬと思う．私と同様，子どもを失って，強いショックを受けて，いよいよ宗教を考えるようになったと言う．私も由紀子を失って強いショックを受けたが（易者は妻に私のことを『親の縁も，子の縁もうすい人だ』と言ったよし），受けたというだけだった．突きつめて考え，宗教に赴いた井上君ほどの，突きつめ方はしなかった．マルクス主義は，今は心からはなれてしまっていると井上君は言った．『復活』の話になって，井上君は信じていて，『そこが一番大切なところです．コリント前書をお読みなさい』と私にいった．」（下186～187頁）

この日記には，易者が3回，宗教が2回，宗教的人間が2回，復活が2回，縁が2回が使用されている．高見は宗教に関心をもっていたが入信はしなかった．このような高見の宗教に入信しなかった態度は，易者への態度とは異なっている．宗教書に対して高見は高い知的関心を示したが，宗教を受け入れることはしなかったのに対して，易者の言葉は少しも疑うことなく信じ込んでいる．高見は「『気力を失ったら，おしまいだ』と易者は言ったよし．気力を失わないように，日記をできるだけ書こう」と書いている．「気力を失ったら，おしまいだ」と易者が言ったから，日記を頑張って書くことにしている．易者を信じたのである．当時の最高学府を終えた高見が易者の言葉を信じていたのは，私達には信じられないことである．つまり，生命の危機にある人は，自分の信じるものを創り出すということである．自分の人生を支えているものがあることを信じたいために，「自分流の神を創り出すこと」で人生の難問を解決しようとする．危機にある人間のスピリチュアリティは，問題解決の機能を果たすために「自分流の神を創造する」ということを示している．

次の文章は，入院中に北鎌倉の自宅に御嶽山の祈祷師が訪れたところである．
　「1965年4月20日…田邊孝治君から電話．明日，御嶽山の行者をつれて北鎌倉の自宅へ行き，発病前まで寝ていた部屋のお祓いをしてもらうという．照れた声だったと妻は言う．家族の人にぜひ一と言われたのだろうが，私はその好意をうれしいと

思う．」（下208頁）

「4月26日カンちゃん，母の骨をもってスミちゃん（鎌倉の家の留守を守ってくれている人の娘）と来る．今日の夜行で福井の三国へ行ってもらい，母の骨を菩提寺の円蔵寺へ預かってもらうことにしたのだ．御嶽山の行者がうちへお祓いに行ってくれたとき，帰りがけに，お骨があるのが気になると言ったと知らせてくれた．私も神経的に気になっていた．」（下220頁）

「5月16日…田邊孝治君，御嶽山の行者を連れてきてくれる．魚屋さんとか．病魔退散の祈祷．」（下208頁）

この3回の日記は，1965年の4月20日，4月26日，5月16日に書かれたもので，その中心は祈祷師が自宅へお祓いにきたことである．宗教用語は，御嶽山が3回，行者が3回，お祓いが2回，菩提寺が1回，円蔵寺が1回，病魔退散が1回，祈祷が1回使用されている．高見は当時，自分の病気も思わしくなく，マルクス主義の思想も高見の内的問題の解決には少しも役に立たなかった．その高見は，最後の拠りどころを祈祷師の悪魔払いに置いたのである．4月20日の日記から推察するには，御嶽山の行者にお祓いをしてもらうことを発案したのは，田邊孝治のようである．それに対して「私はその好意をうれしいと思う」と高見は感謝の念を表している．このような田邊の発案は，高見の願望を代弁したものであったからうれしかったのである．また，御嶽山の行者がお祓いに来た帰りがけに，お骨があるのが気になると言ったことに対して，「私も神経的に気になっていた」という高見の言葉は，行者の言葉に高見が縛られていたことを示している．「気になる」とは，行者の言葉を無視できないということであるから，高見の人生の「存在の枠組み」になっている．その意味でスピリチュアルな出来事である．高見が「病魔退散」と記しているように，病気の苦痛が激しく，病気であることの原因は病魔であるとの認識がみえる．魔力をもつ何者かがいて，それを退散させなくてはならない．魔力に対する恐怖が働いていたという点でスピリチュアルな問題といえるのである．

高見は既存の宗教には生涯入信しなかったが，易者や祈祷師の言ったことを少なくとも受け入れていたことは事実であろう．ここに科学的思考を重視しながら超科学的なものを信じる感情的願望が働いている．既存の宗教を信じない高見でも，死の危機に及んでなんとか元気になりたいという願望が現れているのである．自分の心の中に祈祷師を信ずるという自分なりの宗教を創り出して，それに頼ったのである．危機に直面した高見の中で，スピリチュアリティが覚醒したといえる．

（2）青木日出雄（航空ジャーナリスト）の場合

青木日出雄（1927～1988年）は，昭和2年，北海道生まれの陸軍航空士官学校第五十九期生である．戦後，札幌文化専門学院，札幌短期大学を卒業，公務員六級職をとって電気通信省に入省した．日本電信電話公社を経て航空自衛隊に入隊．その後，航空ジャーナリストとして活躍した．1984年8月26日に喉に腫れ物があることに気づく．甲状腺がんであった．翌年2月25日慈恵会医科大学で手術，甲状腺と副甲状腺が全摘出された．1987年10月再発，2ヵ月間の入院治療を受ける．その後，がんが咽頭部と肺に転移し抗がん剤治療と放射線療法を受ける．青木は病気と闘いながらも仕事を続けた．病気との戦いの心情を書きとめたものが『ガンを見すえて生きる―告知からの出発』[8]である．

青木は「私のように信仰心とはおよそ縁のない人間」（115頁）と告白しているが，青木の書

物の中には多くの宗教用語がみられる．下記のように，特に寺院や仏像に深く関わる用語が多い．

> （　）は掲載頁と使用回数
> 仏像（112×2, 113×6），仏様（113），仏像（113），広隆寺の弥勒菩薩（113），唐天竺（113），釈迦像（114），黄金仏寺院（114），本尊（114），本堂（114），仏（114×3, 115×2, 116, 117），僧（114），信仰心（115），寺（116），黄金寺（116）など

仏教遺跡がもつスピリチュアリティ

　ここで取り上げたいのは，甲状腺がんの手術を受けた直後のことである．1985年2月25日に慈恵会医科大学で手術し，3月6日に退院．8月12日，日本航空機123便ジャンボ機が御巣鷹山に墜落，520人の乗客が死亡した．青木はその事故の報道に追われた．その報道が一段落して，青木は「日航機事故の報道が一段落した10月，私はバンコクへ仏像を見る旅に出かけた．とにかく発病以来，休む間もなく治療と仕事にあけくれた．公私とも大きな事件がおさまってみると，無性に仏の顔が見たくなったのだ．私は仕事以外これといった趣味もないが，仏像を見るのは以前から好きであった」(112頁)とバンコクに出かけた．その目的は，黄金の釈迦像のあるワット・トライミットの黄金仏寺院を訪れることである．そこでの経験を次のように記している．

> 「ガランとした本堂に座って仏と対峙していると，暑さの中をそこだけ瞬時風が吹きぬける．仏の顔は柔和だ．黄金色に輝いていても対面していると心が落ち着く．旅行者が3日間もそうやって仏とだけ心を交わしていると，寺の僧もなんとなく打ち解けてくる．3日めの昼どき，供えものの饅頭などを差し出して，『一緒に食べよう』と誘ってくれた．言葉はほとんどわからなかったが，なぜか心が通じた．私のように信仰心とはおよそ縁のない人間まで，こうして惹きつけてやまない仏というものはすごいなあ，と思った．そして，通っているうちに心に抱えていたもの，喉につかえていたものが，自然に消えていくようだった．自分がひたすら抱えこんできたものが，なんと供えものの饅頭ほども価値のないものに思えてくる．『何も肩ひじ張らんでも……』，『何とかなるもんだ』，そんな気持ちになってくる．私にとっては，この旅は，仕事からも病気からのイライラからも解放された，本当の意味の慰安旅行だった．その目的は達せられていた．『仏さんも見たし……』それが，事情が一変した．信じられないことが，起こってしまった．バンコクを出発する前の朝，ファーンボロの記憶が生々しい形で甦ったのだ．初めて症状に気がついたときと，同じ場面が，寸分違わず再現された…．今度ばかりは，すぐにわかった．前より，2，3センチ離れたところに"腫瘍"はできていた．『あ，ついにきたか』私は声をのんだ．前日までの安らぎが吹き飛び，私はホテルの部屋で落ち着かなくなった．『何で，こんなときに，よりによって……』しかし，ホテルの窓からチャイナタウンの雑踏や

寺の屋根を眺めているうちに，私は自分が冷静になっているのがわかってきた．"いつかこうなるだろう"という予感めいたものが前からあったように思った．前に夢の中で見た場面が現実の中で忠実に再現されているような，奇妙な感じに襲われた．『ロンドンでなくてよかった』バンコクのしかもチャイナタウンのホテルにいることが，どこかで私を支えていた．再び黄金寺までゆっくり時間をかけて歩いた．仏は前日までと変わらぬ姿で見ながらそんな風に思っていた」(115～118頁)

ここには，宗教用語として「本堂」が1回，「仏」が6回，「寺」が2回，「僧」が1回，「信仰心」が1回，「黄金寺」が1回使用されている．

このような宗教用語が使用された状況を考えてみると，次のようなことに気づく．まず，青木にとって，甲状腺がんになったことは大きな挫折体験であった．当時，青木はテレビ番組「情報デスクTODAY」で特別番組を組んでいたし，ラジオ，新聞，雑誌からコメントを求められていた．航空ジャーナリストとして華々しく活躍していたときである．このようなとき，がんが発見されたのである．これは大きな挫折であったが，青木は病気の治療をしながら仕事を続けていた．それは本当の自分と向き合うことを避けることでもあった．がんの不安や恐怖に怯える自分を直視しないことは，「肩ひじを張って」生きることである．

「がんと知って平気な人間はいない．生命ということを考えて一睡もできなかった日もあるし，落胆して起き上がる気になれなかった日だってある．説明のつかない不安感に襲われる日も，仕事や将来のことを考えて苛立ってしまう日もある」(193頁)と述べているから，青木の内心は深い動揺を感じていた．しかし，「平気な顔をしてがんばっていた」(193頁)のも事実である．それは青木の心の中にある不安や恐怖を押し殺して生きることだった．それは結果的に「いらいら」することになった．この時点ではスピリチュアリティは覚醒していないとみることができる．しかし，そんな状況の中にいたから，「無性に仏の顔がみたくなった」(112頁)に違いない．そこで出会った仏に強い印象を受けた．「心が落ち着く」(114頁)，「心に抱えていたもの，喉につかえていたものが，自然に消えていくようだ」(115頁)と仏の顔の柔和さ，優しさ，高貴さ，崇高さが，青木の魂の不安や焦りを消し去ってくれた．仏教遺跡のもつスピリチュアリティが青木の苦しみを和らげてくれたのである．

それは，自分ですべてを負うのではなく，自分の人生が何者かによって動かされていくという「安らぎ」である．ここには，自分の人生を支配する何者かがいるという感覚が働いている．その何者かに気づくことが「心が安らぐ」ことであり，重荷から解放されることである．このような気づきは，仏との対峙がもたらしたもので，青木が「仏の顔は柔和だ．黄金色に輝いていても対面していると心が落ち着く」と述べているように，柔和さ，静かさ，荘厳さに抱かれていると，人生の苦悩から解放され，さらに，今のときを充実した時間ととらえ，生きる喜びを得たのである．このような無限，悠久，静寂との一体感からくる安らぎ，安心，解放感がある．この場合，癒しとしてのスピリチュアリティとよぶことができる．

また，「自分がひたすら抱えこんできたものが，なんと供えものの饅頭ほども価値のないものに思えてくる」と述べている．「自分がひたすら抱えこんできたもの」とは，青木が手離せずにいた仕事である．それに執着し，拘束されていた．ところが，この寺院で仏と対座しているうちに，思い悩んでいたものがつまらないものに思えてきたのである．ここで出会った永遠，真

実，無限の世界に比べると，それまで自分が大切だと思っていたものは，有限で人間的でつまらぬものだと気づいた．新しい世界に触れることで，それまでの価値観が崩れていく体験である．そしてそれらが崩れると同時に新たな価値観がみえてくる．これは新しい人生の意味，目的，価値の発見であり土台である．言いかえれば，新たな価値観の中で理解した「わたし」の存在といえる．ここには訪れた寺院に漂う聖なる・永遠的・超越的な世界に触れたことで触発された新しい生き方の発見がある．私の生きる「枠組み」，私の「同一性」の回復であり，青木のスピリチュアリティの覚醒である．

第6節 スピリチュアリティと宗教性との違い

　スピリチュアリティは，宗教性と非常に近い関係にあるが，別物と考えたほうがよい．両方とも目に見えない神仏や超越者を取り扱いながら，人間の存在の意味，目的，価値や死後の世界などに対する関心を示し，存在全体の癒しや回復を求める機能をもつものである．しかし，宗教性は人間の中で一つの形となる．宗教は一つの形を成しながら国家，民族，文化，時代，地域を超えて存在し，人々の魂の必要に応え，社会形成に大きな影響を与えてきた．宗教性は個人の内的なものであるが，宗教が社会の中に存在し続けるためには組織が必要になり，教義，礼典，教団，教祖などが生まれ，信ずる者には拘束力をもっている．スピリチュアリティは宗教的でありつつ，個人的である．

　今日，人々はこのような組織や拘束力に疑問をもち始め，宗教から離れた．その結果，宗教が社会的には影響力を弱め，宗教が社会的，政治的力をもつことは少なくなった．しかし，宗教がもっている癒しの力は，今日，スピリチュアリティという形で表現されることが多くなった．たとえば，スピリチュアルな音楽，スピリチュアルな絵画，スピリチュアルな空間が人々の関心を引いている．

> **POINT**
>
> スピリチュアリティは，宗教のように組織・教義・礼典・教祖をもたないもので，非常に主観的，個人的で自由さをもっている．どちらも魂の必要に関わるものであるが，宗教に比べてスピリチュアリティは規制力をもたないので，現代人には好まれる傾向がある．スピリチュアリティも宗教性も魂の癒しに関わり，人間存在を支えるものであるが，スピリチュアリティが個人的体験にとどまるのに対して，宗教は社会的制度の一部になる傾向をもっている

第7節 日本人のスピリチュアリティ
（1）日本人の思想を探る

　ここでは，日本人の魂の問題を扱ったものを取り上げることで，日本人のスピリチュアリティの理解を深めたい．鈴木大拙（仏教学者），柳田國男（民俗学），梅原 猛（哲学者），山折哲雄（仏教学者）などの視点からみた日本人のスピリチュアリティ（霊性），魂，宗教，他界論について概観することにする．なお，この節に限り，スピリチュアリティの語を霊性と表記している．

1）鈴木大拙（仏教学者，1870～1966年）―日本的霊性

鈴木大拙は，日本を代表する世界的仏教学者であるが，『日本的霊性』[9]という本を書いている．この中で，精神，魂，心といった言葉について分析しながら，日本人の霊性の発達史を研究して次のように述べている．

「霊性を宗教意識といってもよい．ただ，宗教というと，普通一般には誤解を生じやすいのである．日本人は宗教に対してあまり深い了解をもっていないようで，あるいは宗教は迷信のまたの名のように考えたり，あるいは宗教でもなんでもないものを宗教的信仰で裏づけようとしたりしている．それで宗教意識といわずに霊性というのである」（17頁）

鈴木は宗教という語がもつ誤解を避けるためには宗教意識という語を用いるよりも，「霊性」を使うことを勧めている．鈴木の理解では，「霊性は，それゆえに普遍性をもっていて，どこの民族に限られたというわけのものではないことがわかる．漢民族の霊性もヨーロッパ諸民族の霊性も日本民族の霊性も，霊性である限り，変わったものであってはならぬ．しかし霊性の目覚めから，それが精神活動の諸事象の上に現れる様式には，各民族に相異するものがある．すなわち日本的霊性なるものが話され得るのである」（20頁）と述べて，霊性は人類に共通するものであるが，霊性の現れる様式には多様性があると述べている．そのうえで日本的霊性については，「日本的霊性の情性的展開というのは，絶対者の無縁の大悲を指すのである．無縁の大悲が善悪を超越して衆生の上に光被して来る所以を最も大胆に最も明白に簡明しているのは，法然―親鸞の他力思想である．絶対者の大悲は悪によりても遮られず，善によりても拓かれざるほどに，絶対に無縁―すなわち分別を超越しえているということは，日本的霊性でなければ経験せられないところのものである」（25頁）と述べて，日本的霊性は法然と親鸞の他力思想にあるとしている．このような日本的霊性ができあがったのは鎌倉時代で，社会不安を背景としてより深化していったと結論している．

「鎌倉時代になって，日本人は本当に宗教，すなわち霊性の生活に目覚めたといえる．平安時代の始めに伝教大師や弘法大師によりてすえつけられたものが，大地に落ち着いて，それから芽を出したといえる．日本人は，それまでは霊性の世界というものを自覚しなかった．鎌倉時代は実に宗教思想的にみて，日本の精神史に前後比類なき光景を現出した」（51頁）．

その日本の霊性の根源には，浄土系と禅系の2つがあるとし，この2つの流れが日本人の霊性の根源であるとしている．

2）柳田國男（民俗学者，1875～1962年）―日本人の他界論・死後観

柳田國男は直接，霊性については述べていないが，『先祖の話』[10]の中で日本人の他界論，死後観について述べている．「日本人の死後の観念，すなわち霊は永久にこの国土のうちに留まって，そう遠方へは行ってしまわないという信仰が，おそらくは世の始めから，少なくとも今日まで，かなり根強くまだもち続けられているということである」（61頁）と述べて，仏教渡来以前から日本人は独自の他界論をもっていたと主張している．柳田はまた，『魂の行くえ』[11]の中で，「死んでも死んでも同じ国土を離れず，しかも故郷の山の高みから永く子孫の生業を見守り，その繁栄と勤勉とを顧念しているものと考え出したことは，いつの世の文化の所産であるかは知らず，限りなくなつかしいことである…．魂になってもなお，生涯の地に留まるという想像は自分も日本人であるゆえか，私には至極楽しく感じられる．できるものならば，いつまでもこの国にいたい．そうして1つの文化のもう少し美しく展開し，1つの学問のもう少し世の中に寄与

するようになることを，どこかささやかな丘の上からでも見守っていたいものだと思う」(710～711頁)と述べているが，このような死後観は，柳田自身の願望が投影されているとみてよい．柳田が考え出した死後観では，魂は私達の周りに残るという．この考えは日本古来のものでもあり，彼の民俗学的研究の成果でもある．

3) 梅原 猛（哲学者，1925年～）― 日本人のあの世観

梅原 猛は『日本人の「あの世」観』[12]の中で，日本人の「あの世観」はアイヌ文化と沖縄文化の中にあるとして，4つの命題を挙げている．

「(一) あの世は，この世とまったくアベコベの世界であるが，この世とあまり変わらない．あの世には，天国と地獄，あるいは極楽と地獄の区別もなく，したがって死後の審判もない．……(二) 人が死ぬと魂は肉体を離れて，あの世に行って神になる．したがってほとんどすべての人間は，死後あの世へ行き，あの世で待っている先祖の霊と一緒に暮らす．大変悪いことをした人間とか，この世に深い恨みを残している人間は，直ちにあの世へ行けないが，遺族が霊能者を呼んで供養すれば，あの世へ行ける．……(三) 人間ばかりか，すべての生きるものには魂があり，死ねばその魂は肉体を離れてあの世へ行ける．特に，人間にとって大切な生き物は丁重にあの世へ送らねばならない．……(四) あの世でしばらく滞在した魂は，やがてこの世へ帰ってくる．誕生とは，あの世の魂の再生にすぎない．このようにして人間はおろか，すべての生きとし生けるものは，永遠の生死を繰り返す」(12～17頁)と述べている．梅原は，「このような『あの世』観は現在まで日本人の心の奥底に残っているのではないか」(19頁)と述べている．

また，『日本人の魂』[13] (1992年) の中で，「あの世は天の一角にあるようである．天のどこにあるかといえば，やはり太陽の沈む西のほうにあるようなのである．そして，そのあの世はあんまり天の高いところでもなく，それかといって低いところでもなく，適当なところにあるらしいのである．そして，あの世は極楽でも地獄でもなく，あまりこの世と変わりはないのである．あの世を極楽と地獄，あるいは天国と地獄に分けるのは人類の長い精神史の上ではかなり後になってから出現した考えらしいのである」(43頁) という．

梅原は日本の精神史をたどりながら，古代の日本人の中にあった「あの世」観は，私達の身近にあったと考えている．「あの世とこの世はほとんど変わっていない」(47頁) という．そのうえで梅原は，「私には，このようなあの世が仏教でいう極楽や地獄，キリスト教でいう天国や地獄よりもずっと親しめるのである．私は極楽や地獄，あるいは天国や地獄へ行くことを棄権しようと思う．そして，天国でも地獄でもない，極楽でも地獄でもない，この世と同じようなあの世へ行って，ひと足先にあの世へ行った祖先達と会い，しばらくでも一緒に住めたら，それはたいへん幸福なことであると思う」(58～59頁) と述べている．

4) 山折哲雄（宗教学者，1931年～）― 日本人の宗教性

山折哲雄[14]は，日本の宗教性について良寛を取り上げて大変興味深いことを指摘している．「日本の宗教的な伝統のなかには，神がこの世にあらわれるとき，子どもの姿に変身するというケースが比較的多いのです．神は子どもに化身するというわけです．そういう信仰が昔から根強く語られてきました．また同じように，神がこの地上に姿をあらわすとき翁の姿をとる場合もあります．」(80頁)「こうして子どもというのは，いつも老人と互換の関係にあり，神に近い存在でもあったといえるでしょう．……年をとった良寛と遊びたわむれる子どもたちも，そう

いう伝承を背負っているのです」(81頁)「私は子どもと遊びたわむれる翁・良寛のイメージの背後に，そういう神信仰の伝統を感ずるのです．良寛における宗教性というのは，神道や仏教というようには限定されない．もっと自由でひろがりのあるものでした．かれの僧としてのあり方のなかには，じつはもっと深い脱宗派的な精神性がたたえられていたと思うのです」(82頁)と述べている．確かに，日本人の宗教心の基層は仏教と神道に影響を受けながらそれを超えるものである．個人の選択的宗教の色彩はうすい宗教の教祖，教義，習慣などについて学ぶことはなく，空気につつまれているように，自然のいのちに生かされているという宗教感覚が強い．このような宗教感覚が日本人の心の深層にあって，日本人の生活を支えていると山折は指摘している．

　以上概観したように，日本人の心の中には霊，魂，死後観への関心は強くあり，上記のような仏教学者，民俗学者，哲学者，宗教学者がその研究成果を記している．これらの書は，各々の分野における研究から導きだされたもので，日本人の精神の根底にあるものを述べているといえる．彼らは，本書で扱っているスピリチュアリティを頭に描いてはいないが，広く日本人のもつ特性という意味では，本書の関心事と共通する．特に，鈴木大拙は「日本的霊性」という語を用いていることからもわかるように，日本人のスピリチュアリティを扱っていると認めてよい．なお，人間を対象にしたスピリチュアルケアの視点の重要性が認識されたのは，ホスピス運動が始まってからである．すなわち，医療の中で死の危機にある人の霊性（スピリチュアリティ）に関心がもたれたのは最近のことである．死という極限状況に置かれた人の医学的・看護学的研究がなされる中で，スピリチュアリティへの関心が生まれてきた．このような新たな状況の中で，今日のスピリチュアリティの検討が行われている．

(2) 日本人のスピリチュアリティ

　日本人のスピリチュアリティの特徴は，自然や人間関係に強い影響を受けている点である．図1と同様に日本人のスピリチュアリティは複合的になっていて，これらのものが階層になっており，危機に直面したときに人を支え，生きる意味を与えるものになっている．

　最初の階層になる自然，文化，習慣などは，すべての人にもっとも無意識的に影響している．自然の偉大さや，幼いときに身についた風習がもつ世界観や思考方法は，日本人が危機に直面したときに表出してくる．次の階層は，人間関係がスピリチュアリティ形成の要因になっている．厳しい両親に育てられた人は人生を厳しくとらえ，自己意識も厳しい傾向がある．受容的両親に育てられた人は，自己意識も柔軟でかつ，自分を受け入れやすい傾向がある．人間関係の中で自己や人生を受け入れるための能力が養われるからである．

　さらに，スピリチュアリティは各個人の思想，哲学，主義など，自らつかみ取った思想的立場によって形成されている．自分の人生に対する明確な思想や哲学には，深い自己洞察と自己理解があるから，それが自己意識を形成し，スピリチュアリティの重要な形成要因となっている．この思想や哲学には日本人がもつ宗教の影響がある．この思想や哲学は，意志的，意図的に獲得するものである．

　最後に，スピリチュアリティの形成には，日本人がもつ宗教の影響がある．仏教の中でも浄土真宗や禅宗，神道などの影響力が大きい．特に，自分から宗教を選択して信仰生活を過ごしている人には，宗教はその人のスピリチュアリティに多大な影響を与えている．宗教が示している神仏の概念や宇宙観，世界観，人生観などは，日本人のスピリチュアリティの形成に大きな影響を与えている．

欧米のキリスト教徒などと比べると，日本人は一般には明確な神観をもっていないといわれる．しかし，日本人は人間の生命を生み出した何かが存在すると，漠然と信じている．日本人はキリスト教的人格神のような意味で，神を考えてはいない．神は漠然とした存在として存在していて人間を優しく見守る豊かさや寛容さをもっているとみている．このような寛容さが自然の生命と生物の生命との境を作らず，生命の広がりを生み出し，その生命を生み出した根源として神を理解している．したがって，臨床の場で患者が宗教をもたないと言ったとしても，その言葉の意味を吟味する必要がある．患者にとって，人生を支え，意味を与え，方向性を与えているものが本人にとっての神である．このような神は既存の宗教の範囲を超えるので，スピリチュアリティとよぶことができる．

> **POINT**
> 日本人のスピリチュアリティは，自然，文化，歴史，風習などの影響を強く受けていて，信じる対象や内容は明確ではないが，人生を支え，慰め，方向性を与えるものである

(3) 日本人のスピリチュアリティの課題

　日本人のスピリチュアリティは，自然，文化，歴史，風習などの強い影響を受けて形成され，その上に人間関係などが重なっている．意志的に思想，主義，哲学をもつ人はいても，意志的に宗教に入る人は少ない．日本人は思想や主義は異なっても最後は「和」を重視する傾向が強い．そのために危機に直面し個人的決断が必要になったときでも，自分で決断ができないということが起きる．また宗教についても，個人的決断で信仰に入った人は少なく，危機的状況に置かれ，「わたし」自身の生き方が問われ，生きる「存在の枠組み」を求め，わたしの「自己同一性」を探し求めるときに，自己選択の点で困難に直面することになる．

　日本人のスピリチュアリティは，「わたし」が十分に意識されない傾向が強いので，「わたし」の意識を養って自己選択し，自己責任を負い，自己受容できるようにならなくてはならない．

文　献
1) Stone HW：Crisis counseling. Fortress Press, 1973（五島　勝（訳）：危機におけるカウンセリング．聖文舎，1978）
2) キューブラー・ロス：死の瞬間．読売新聞社
3) Lindemann E：Symptomatology and management of acute grief. *Am J Psychiatry* **101**：141-148, 1944
4) Michaelson C：Faith for personal crises. 1958
5) 高見　順：死の淵より．講談社，1993
6) 高見　順：闘病日記（上）．岩波書店，1990
7) 高見　順：闘病日記（下）．岩波書店，1990
8) 青木日出雄：ガンを見すえて生きる―告知からの出発．講談社，1988
9) 鈴木大拙：日本的霊性．岩波書店，1974
10) 柳田國男：先祖の話．柳田國男全集13．筑摩書房，1990
11) 柳田國男：魂の行くえ．柳田國男全集13．筑摩書房，1990
12) 梅原　猛：日本人の「あの世」観．中央公論社，1989
13) 梅原　猛：日本人の魂―あの世を観る．光文社，1992
14) 山折哲雄：日本人の宗教感覚．日本放送出版協会，1997

第4章 先行研究にみるスピリチュアリティの理解

はじめに

　病院や老人施設で死を迎えることが多くなった現代において，医療関係者はスピリチュアルペインの存在に関心を払うようになった．医療関係者のみならず，哲学者，宗教学者，心理学者，社会学者も関心を示し，人間らしい死を迎えるためのスピリチュアルケアに関心を示した．1980年代になって特に米国では，スピリチュアルケアへの関心が広く行き渡り，かつ学際的研究が活発に行われるようになった（表2）．ここでは，現代医療の中で働き，スピリチュアルケアに関心を示した人達の中から医師，看護師，ソーシャル・ワーカー，牧師，哲学者，世界保健機関（WHO）専門委員会，国際ワーキンググループの見解を選んで紹介する．

第1節　医師の研究

（1）シシリー・ソンダース

　シシリー・ソンダース（Cecily Saunders）は，現代的ホスピスの創設者として有名であるが，スピリチュアルケアを末期がん患者へのケアの1つとして位置づけた貢献は非常に大きい．ソンダースは，がんで苦しむ人の治療や延命中心の医療に疑問をもち，ケア（care）中心の医療のあり方を提案し，1967年，現代ホスピスのモデルといわれる聖クリストファーホスピスをロンドンに設立した．ソンダースが近代ホスピスを創始，推進，啓蒙した貢献は大きいが，なかでも特筆すべきことは，肉体的，精神的，社会的苦痛の緩和の1つに「スピリチュアルケア」を位置づけ，ホスピスケアの不可欠要因と認めたことである．ソンダースがホスピスの理念の中にスピリチュアルケアを据えたので，その後のホスピス運動発達史の中でスピリチュアルケアの重要性は常に意識されてきた．1960年代に，ソンダースが人間を「スピリチュアルペインをもつ存在」として認め，ホスピスにおいてスピリチュアルケアが重要であると認めたことは，スピリチュアルケアの重要性を主張した先駆的貢献といえる．患者の内的，主観的，実存的苦悩にホスピスが積極的に関わるという基本的姿勢を示したといえる．

　たとえば，ソンダースは末期の患者が死を目前にして人生を締めくくるときに，自責の念や後悔が大きな問題になることを指摘した．「『もしこれだけでもしていたら…』，『…しなければよかったのに…』，『遅すぎたようだ…』などという失敗や後悔の念を多くの人々が表し，ときにはかなり強く表すこともある．多くの患者が自責の念あるいは罪の感情をもち，自分自身の存在に価値がなくなったと感じ，ときには深い苦悶の中に陥っている．このことが，真に『スピリチュアルペイン』とよぶべきものとなり，それに対処するために助けを必要としている」[1]と述べている．

　ここでソンダースは，スピリチュアルペインとして後悔や自責の念，自己の存在の価値感の

表 2 先行研究一覧

分野	名前	特徴（スピリチュアリティ理解）
医師	シシリー・ソンダース	自責の念や後悔と関係している．罪の感情，存在の価値の喪失，虚無感．スピリチュアリティと宗教の教理，礼典執行とを分離した．
医師	ドロシイ・C・H・レイ	スピリチュアリティと宗教を分離．スピリチュアリティは無限との関係性の中で自己同一性（自己理解・自己受容）を作るものである．スピリチュアリティは人生にとって重要なものを問う問いである．
看護学	インジ・B・コーレス	スピリチュアリティと宗教の相違点の分析の必要性を提起した．スピリチュアリティに関わる言語（スピリチュアル・コンサンズ，スピリチュアル・ニーズなど）の整理を試み，かつ学際的研究からケアの行政に関わる問題までふれている．
看護学	リンダ・J・カルペニート	スピリチュアル苦悩と名づけて「精神的儀式を行うという特定の状況に関連した苦悩」，「信仰または信念と処方された治療計画との矛盾に関連した苦悩」，「病気・苦痛・死に関連した苦悩」とした．スピリチュアルな苦悩は，精神力・希望・生きる意味を与える信念，または価値システムに障害，または危険な状態と定義．スピリチュアルな苦悩と宗教的苦悩とを分離．
社会福祉学	ケネス・J・ドカ	スピリチュアリティは人生の危機によって出現すると理解．人生の危機は「人生の意味」，「存在の目的」，「死の意味」を揺さぶり覚醒させる．スピリチュアリティは，怒り・罪責感・取り引き・諦め・希望・不安などの経験による．この苦痛は自然・宇宙・運命・神など人間を超えたものに向けられる．スピリチュアルケアを「アイデンティティ」の確保への援助としている．
牧会学	チャプレン白書	スピリチュアリティは被造物との関係性，存在への感謝・意味感を示す．超越体験・不思議・畏敬の念・歓喜・自然・自己・他者との連帯感．
牧会学	デニス・クラス	無限とのつながりを求めようとする欲求をスピリチュアリティとよぶ．五感を超えたものとの関係性に気づき，有限の外側に生きること．スピリチュアリティを機能として理解．未知の世界に自らを開放することをスピリチュアリティとする．
牧会学	ジョージ・フィチット	存在の意味への願望であり，聖なるものへの応答をスピリチュアリティとする．スピリチュアリティは実存の意味を知ること．宗教とスピリチュアリティを区別していない．宗教心理学者Jファウラーの信仰概念を取り入れてスピリチュアリティを定義．スピリチュアリティを7つの側面に分析．
牧会学	リチャード・ギルバート	スピリチュアリティを自己を支えるものとして理解し，自己を中心に家族，世界，神を同心円で取り囲んだモデルを提唱している．自己との関係が崩れるとスピリチュアルペインが生じるという．
哲学	ジョン・モーガン	スピリチュアリティは意味への問いである．宗教とは異なる．スピリチュアリティは宗教に駆り立てる原動力である．人生を自己決定する能力である．自己を超えた大きな全体につながることに気づかせてくれるもの．1つの能力である．
専門委員会	世界保健機関専門委員会	スピリチュアリティは生きる意味・目的への関心，疑問である．宗教と同じものではない．身体的感覚を超越している．
研究部会	スピリチュアルケア研究会	スピリチュアリティは死の危機によって触発される．スピリチュアリティは超越的・超感覚的・実存的な生き方と関わる．宗教よりも広い概念である．スピリチュアリティは，シンボル・儀式・ジェスチャー・芸術品・祈祷・黙祷などに現れる．

喪失，虚無感を挙げた．また，『ホスピスの将来』[2]と題した論文の中で，患者やその家族の抱える難問である「人生の意味」，「自己を超えるものへの探求」，「無力さ」とホスピスのスタッフは向き合わなくてはならないと述べている．ここに挙げられた「人生の意味」，「自己を超える

ものへの探求」,「無力さ」は,人間を超えるものとの関係性の中で解決の鍵を見つけることが多いという点で,スピリチュアルな問題といえる.ここで挙げられた問題はすべての人がもつ痛みであるから,このようなスピリチュアルペインは特定の宗教信者に限らず,すべての患者がもつペインであって,苦痛緩和の方法が求められているわけである.

　ソンダースが「われわれの誰もが家族や患者からの質問に対応しなければならず,答えられないと感じたときでも耳を傾ける努力をしなければならない」[2]と述べているように,スピリチュアルペインに対する認識を深める必要がある.さらに,ソンダースは「患者と家族のそばに何も答えられないままとどまっていること」[2]と述べて,誰にでもできるスピリチュアルケアの道を開いている.ここにはスピリチュアルケアを宗教の教理や礼典執行などに限定せず,患者の側にいることがスピリチュアルケアになるとの理解がある.また,これはスピリチュアルケアを人間学的広さへと広げている.ソンダースのスピリチュアルケアの理解は,スピリチュアルケアの実践を広く一般に開放し,かつその方法の模索を医療者全体に求めたものであるといえよう.

(2) ドロシイ・C・H・レイ

　ドロシイ・C・H・レイ（Dorothy C. H. Ley）は,カナダのトロント大学医学部を1948年に卒業した後,がん治療に関わってきたが,1981年緩和ケア財団を創設し1986年まで所長を勤めた.血液学,腫瘍学の専門家で,全国ホスピス団体（The National Hospice Organization）のカナダ代表,「死,死ぬこと,死別に関する国際的専門研究委員会」(International Work Group on Death, Dying and Bereavement) のメンバーなどをして活発な活動を行っている.オンタリオ州緩和ケア協会理事,オンタリオ州医学学会緩和ケア部会の理事などを歴任し,その活動の中にはトロント医師会会長などもあり,その功績により多くの賞を受賞している.また,聖公会のレイ・リーダー（Lay Reader）として,聖書の朗読などを許されている信徒の活動家でもある.

　Dレイ[3]は,スピリチュアルケアをホスピスの中心に位置づけている.現代社会は宗教なき時代で科学主義が横行し,かつ各職種が専門化される傾向があるために,目に見えないスピリチュアルケアは無視されたり,あるいはチャプレンなどの専門家に任せてしまい,その他のスタッフが関わらないという傾向が生まれている.このような傾向は,ホスピスにおいても起きていると警告している.また,スピリチュアリティと宗教を異なるものとして理解したうえで,スピリチュアリティを無限との関係性であると定義している.その関係性が私達の自己の同一性を作るものであるとする.その意味でスピリチュアリティは自己概念の中心概念になる.

　一般的には私達の人間理解は,仕事,関心事,業績などをもってその人を理解することが多いが,Dレイはむしろ,私達の内的関心事,価値観にこそその人自身が表現されていると指摘している.その人を支える必要があるときには,まさに内的関心事や価値観でもって支えるべきだとしている.

　またDレイ[3]によれば,死は自分の人生にとって何が重要で何が真実かを問わせるものだという.同時に最後を美しく締めくくりたいと願わせ,もっとも大事なことをやり遂げたいと思わせるものだという.それができないときに,無意味さという感情が湧いてくるという.

　Dレイは,人生の究極の苦難に対する問題が,多くのスピリチュアルな問題を提起するとしてVフランクルの『夜と霧』[4]（英語版の題名は"Man's Search for Meaning"）やHSクシュ

ナーの『ふたたび勇気をいだいて』[5]（英語版の題名は"When Bad Things Hapen to Good People"）を取り上げて，苦難への対応の仕方に触れている．「苦難を避けられないときにはその苦難にどのような態度をとるかが重要だ」や，「苦痛や苦悩があるところから，理解が生まれ，答えが生まれてくる」という．さらにDレイは，医師としてホスピスに長い間関わり，スピリチュアルケアの重要性を痛感してきた．この論文でも指摘しているが，自分の死の接近が自覚されたときから自己の問題が始まり，自分の人生の意味が重要になる．これこそがスピリチュアルペインだという．ここで明らかなことは，Dレイのスピリチュアリティの理解は，自己理解，自己受容の問題が，無限への関心を起こさせるという点にある．スピリチュアリティを自己同一化と関連させ，かつ無限との関係性に求めた点がDレイの特徴といえる．

　Dレイのスピリチュアリティの理解も，スピリチュアルケアの重要性の主張にも，彼女のキリスト教信仰が強く影響を与えている．しかし，彼女の信仰を押しつけるという偏狭さはなく，社会学的視野の広さがあり，現代人の置かれた状況が非人間化され，高度医療化され，核家族化された中での死の問題が扱われている．その広い視野の中でスピリチュアルケアが論じられているといえる．

第2節　看護学的研究
（1）インジ・B・コーレス

　スピリチュアルケアは，北米，カナダの看護師にとって重要な課題であった．臨床の現場にいる看護師たちは，スピリチュアルケアの重要性を切実に感じていたので，それが徐々に大学レベルでの研究テーマになっていった．1986年5月3〜4日にイェール大学看護学部では，スピリチュアルケアに関するコロキュームを開催した．この会議のテーマは「末期患者へのケアのスピリチュアル要因の探求」（In Quest of the Spiritual Component of Care for the Terminally Ill）であった．この会議でサンフランシスコのカリフォルニア大学内科看護学部のインジ・B・コーレス[6]が「誰のためのスピリチュアリティか」（Spirituality for Whom ?）と題して発題した．この1986年のコロキュームは，それ以後の末期患者へのスピリチュアルケア研究の先鞭となるものであった．（たとえば，1990年にはコーレスが中心になり「死，死ぬこと，死別に関する国際的専門研究委員会」が開催されることになる[7]．）このコーレスの発表にはいくつかの特徴がある．第1は，スピリチュアルケアの歴史的経過をたどりながら，スピリチュアルに関連する用語の整理を試みた．たとえば，spiritual concern（スピリチュアルな関心），spiritual needs（スピリチュアルな必要），spiritual well-being（スピリチュアルな健康状態），spiritual dimension（スピリチュアルな側面）などを取り上げた．このような研究は，研究の第1段階としての価値をもっている．用語が十分に検討されているとはいえないが，各用語を整理する必要性が指摘されたといえよう．第2の特徴は，「スピリチュアル」（spiritual）と「宗教的」（religious）との相違点を認識して，相違点を明らかにする必要性を述べている．第3は，スピリチュアリティの研究を学際的なものにしようとした点である．看護学，宗教学，聖書学，精神医学，行政など専門家のスピリチュアリティに関する研究をあさった．その中には，「スピリット」の言語学的説明もあり，また高齢者へのスピリチュアルケアに関する行政までも含まれている．しかし，この論文では，まだこの幅広い学際的試みが，十分検討されて結論に至っているとは言えない．それでも，スピリチュアルケアの必要を認識して，スピリチュアリティ

の学際的研究に取り組んだことは,研究方法として画期的なものであったと評価できる.第4の特徴は,スピリチュアルな問題を精神医学者Rリフトンと F.オルソンの研究に学びつつ,結果的に2つのスピリチュアルな問題を選び出した.それは,「死後の行き先」と「死に直面したときの不安」の問題である.この課題の解決に世界の諸宗教や諸宗教学者,心理学の諸説をもって解決しようと試みた.コーレスはスピリチュアルな問題の解決を,幅広い学問領域に求めたといえる.それは,スピリチュアルな (spiritual) ものと宗教的な (religious) ものを別個のものとして理解していたからである.第5の特徴は,スピリチュアルケアを行うケア・プロヴァイダーの問題を取り上げている点である.スピリチュアルケアの具体化の問題は,結局はスピリチュアルケア・プロヴァイダーの問題ともつながり,ケアの本質の議論と同様に重要な意味をもっている.コーレスの論文題は,「誰のためのスピリチュアリティか」であるが,スピリチュアルケアを受ける者に十分な意義をもたせるために,スピリチュアルケア・プロヴァイダーの問題は欠かせないものである.その意味でコーレスの指摘は意義が大きい.

(2) リンダ・J・カルペニート

リンダ・J・カルペニート (Lynda・J・Carpenito) の現在の新道幸恵監訳『カルペニート看護診断マニュアル』[8]は,看護診断の教科書として高い評価を得ていて,1,132頁のうち17頁を「霊的苦悩」(spiritual distress)に割き,大きく3つの項目について霊的苦悩の原因を説明している.その3つとは「**精神的儀式を行えないという特定の状況に関連した苦悩**」,「**信仰または信念と処方された治療計画との矛盾に関連した苦悩**」,「**病気,苦痛,死に関連した苦悩**」である.このうち,前の2つは,北米の宗教事情を反映したもので,既存の宗教を信じる人が,病気により信仰の維持上,あるいは治療方針と信仰の間での摩擦に悩むケースである.特定の信仰や信念に則したスピリチュアルケアが求められるケースである.3番目は日本の宗教事情にも当てはまるケースで,特定の宗教をもたない人にも,病気や死などという危機に直面することで生じるスピリチュアルペインが取り上げられている.「病気,苦痛,死に関連した苦悩」は,すべての人に共通するスピリチュアルペインであり,スピリチュアルケアの必要性を指摘している.

第3節 社会福祉学的研究

(1) ケネス・J・ドカ

ケネス・J・ドカ (Kenneth J. Doka) は,ニュー・ロッシェル大学で老年学と死生学の講義を行う学者で,『死に逝く人のスピリチュアルな必要』(Spiritual needs of the dying)[9]と『死別の霊的危機』(Spiritual crisis of bereavement)[10]と題する論文を書いている.Kドカは,高齢者や死に直面した人達をケアする臨床に携わりながら,その経験と知識を1つの学問体系に構築しようと試みている研究者である.スピリチュアリティに関するKドカの研究の特徴を3点取り上げる.

第1は,Kドカは人は文化的,歴史的,宗教的影響を受けて生きるが,人生の危機である病気になると必ず宗教的,あるいはスピリチュアルな問題が生じると述べている.スピリチュアリティを人生の危機状況との関連でとらえ,「**人生の危機が人間固有の宗教性,スピリチュアリティを出現させる**」[9]という.Kドカは,宗教性やスピリチュアリティを,人間に生得的に備わっているものとしてとらえ,危機に直面したとき普遍的に触発されると考えている.病気や死と

いう危機は，その人の社会参加や社会貢献を阻むので，それまでもっていた生きる意味を変更することを余儀なくされる．そこでスピリチュアリティは危機によって触発されると考えられる．Kドカは危機に直面したときの人間存在に注目して，そこにスピリチュアリティの覚醒をみている．

第2は，スピリチュアリティを「人生の意味」，「自己存在の目的」，「死の意味」などとの関係でとらえている．病や死という危機の特徴は，既存の「人生の意味」や「自己存在の目的」を揺さぶり，変更，改変を余儀なくさせる点である．その危機を乗り切るためには「人生の意味」や「自己存在の目的」を再構築する必要があると彼は考える．つまり，危機はスピリチュアリティを覚醒して，新たな生きる意味や目的を発見する方向に動機づける機能をもつ．スピリチュアリティのもつ多側面の中で，Kドカのスピリチュアリティ理解は，機能的側面を重視しているといえる．

第3は，生命の危機を体験をした人は，「怒り，罪責感，取り引き，諦め，希望，不安」(anger, guilt, bargaining, resignation, hope, anxiety) などを経験するという．この感情は人に向けられることもあるが，同時にまた，「自然，宇宙，運命，神」(against nature, the universe, fate, or God) など人間を超えたものに向けられることもある[9]．Kドカは，この垂直関係の中にスピリチュアリティの特徴をみているといえる．Kドカのスピリチュアリティの理解は，人間を超えたものとの関連性を重視するところにあり，超越するものをとらえる感性が人間に備わっているとしている．

Kドカは，上記のようなスピリチュアリティの理解に立ち，具体的なスピリチュアルニーズとして「人生の意味の探求」(the search for meaning of life)，「納得いく死」(to die appropriately)，「死後の希望」(to find hope that extends beyond the grave) の3つを挙げている[9]．そして，死に向かって衰える肉体や精神的理解力を受けとめながら，自分の「アイデンティティ」を確保することへの援助が，スピリチュアルケアであると考えた．

第4節 牧会学的研究（実践神学的研究）

(1) チャプレン「白書」

北米の5大チャプレン団体が，2001年に「人々の健康管理上のチャプレンの役割と重要性」と題する白書 (The White Paper)[11]を公にした．この白書には米国，カナダのキリスト教のプロテスタント（新教），カトリック（旧教），ユダヤ教のチャプレンの団体が加わり，そのメンバーの総数は1万人以上である．その意味で北米のチャプレンの総意を示したものといえる．この白書の全文は，本書の巻末に付録資料として掲載されているので参照されたい．

この白書は全体が4章で構成されていて，第1章「スピリチュアルケアの意義と実践」，第2章「スピリチュアルケアの実践者は誰か」，第3章「チャプレンの機能と活動」，第4章「チャプレンの提供するスピリチュアルケアの利点」である．日本ではスピリチュアルケアについて，いまだに十分な理解が得られていないので，「スピリチュアルケアとは何か」についての議論に集中しているが，欧米では宗教を背景としたスピリチュアルケアがすでに歴史を積み重ねてきている．白書では，スピリチュアルケアの本質や目的にも触れながら，スピリチュアルケア・プロヴァイダーの問題や専門のチャプレンの機能，そしてチャプレンがいることの利点を病院内，あるいは地域にまで広げて記されている．ここではスピリチュアリティに絞って白書の特

徴について触れる．

まず第1に,「『スピリチュアリティ』という語は…すべての被造物との関係性，存在への感謝，さらには意味感を含んだ目的を現している」と述べて，スピリチュアリティを宗教内の意味に限定せずに，むしろ人間論的立場に立って定義している．この定義では人間存在の他者との関係性の認識，存在への感謝，意味感，目的などがスピリチュアリティの中核であるとしている．

第2は，スピリチュアリティと健康との関係について触れ，「人間のスピリチュアリティは健康維持を支え，闘病生活を守り，トラウマ，喪失，転職などの際，身体と心と魂を1つに統合させてくれる．危機に直面するとスピリチュアリティが覚醒し問題解決を助けてくれる」としている．スピリチュアリティが，危機に直面した際には心身を統一させて，人間として健全に機能させてくれる機能であるとしているのである．

また第3に,「伝統的宗教団体の外に，スピリチュアリティを求めている人がいる．伝統的宗教の内か，外かの違いはあっても，すべての人は，深い実存的必要と関心をもっている．伝統的宗教の内と外にいる両者が報告していることは，深い超越体験，不思議，畏敬の念，歓喜，自然・自己・他者との連帯感，そして，病気中にも自分の人生には意味があると考え，希望を失わないようにしているということである．それぞれの人の生活を支えることがスピリチュアルケアである．なぜなら人々は,『私の存在の理由は何か』,『なぜ，私は病気なのか』,『私は死ぬのか』,『死後，私はどうなるのか』などというスピリチュアルな疑問を抱えているからである」と述べている．スピリチュアリティを実存的なものとして理解し，それに伴って深い超越体験，不思議，畏敬の念，歓喜，自然・自己・他者との連帯感として認識可能だとしている．このような理解に立ってスピリチュアルケアの重要性が幅広く扱われ，かつ，スピリチュアルケアの実行への道が示されている．特に，日本では宗教立病院でしかほとんどスピリチュアルケアが行われていないので，この白書の意味は大きい．

第4に，スピリチュアルケアは患者の存在の全般に関わるものであるとの認識がある．ゆえに「緊急治療，長期療養で生活への介護，リハビリテーション，心の健康，外来患者，精神的知恵遅れ，発達異常，ホスピスや緩和ケア」などで必要とされるものであるという．

第5に，この白書が示すスピリチュアルケアの重要性とは，患者や家族だけではなく，医療スタッフや地域を含めた人々に関わるものだと主張している．病院やホスピスなどの医療機関にだけ限定されるものではない．職場での精神衛生や教育現場での心の問題にも関わるものなのである．

（2）デニス・クラス

ミズリー州セントルイス市のウエブスター大学教授であるデニス・クラス（Dennis Klass）は,『スピリチュアリティ，プロテスタンティズム，死』[12]という論文の中で，死とスピリチュアリティの関連性に注目して,「死は否定できない現実であると同時に，死は人間の負った条件の中で不完全性を示すものであり，スピリチュアリティの動機となっている．人間は人生が有限であるがゆえに無限とつながろうと努めるのである」と述べて，人間のもつ不完全性，有限性が無限とのつながりを求めようとする「欲求」になるといい，それをスピリチュアリティとよんでいる．またDクラスは，スピリチュアリティを宗教心理学的見地から「スピリチュアリティは関係性への気づきであり，特に五感を超えたものとの関係性の気づきである」とその特質を

述べている．そして「自我の殻がなくなり，私達の中にある真理が，外側にもあることがわかったときにスピリチュアリティを感じる」とも述べている．死に直面した人に，スピリチュアリティが大きな慰めとなり助けになるという．それはスピリチュアリティが，人を肉体的意識的自己の限度を超越したものと結びつけることによって，有限なる存在である人間が有限性の外側に生きることが可能になるからであるという．人間が死という限界性に直面したときに，肉体的には消滅しても，自己の存在を超越したものとの関係性の中に自己をみつけ，その関係性が存続することを認めることがスピリチュアリティであるという．それはスピリチュアリティがもつ関係性の機能を言い表したものといえる．

　Dクラスのこのような理解は，宗教とスピリチュアリティの関係を理解したうえで，スピリチュアリティの本質を的確に言い表したものである．スピリチュアリティが非常に個人的，主観的でありながら，人間の限界を超えたところに自分との新たな関係をもつことで，生きるための「存在の枠組み」を見つけ，かつ「自己同一性」を見つけることができる．Dクラスの指摘は，宗教的境界線を超えて，「人間らしく」，「自分らしく」を確保する方法といえる．

（3）ジョージ・フィチット

　Gフィチット（George Fitchett）は，シカゴ市のラッシ・プレスビテリアン・聖ルカ医療センターの宗教・健康・人間価値学部の助教授であり，かつ研究所長を務めているが，「スピリチュアルニーズの評価」についていくつかの論文や書物[13]を公にしている．彼はそれらの中で示しているように，牧会の中でのスピリチュアリティ評価，スピリチュアルアセスメントに関心を示している．そして彼は，まず，過去のスピリチュアルの定義を調べて，特に心理学者，看護学者，宗教心理学者などの見解を概観している．そして，歴史的経過を調べたうえで，スピリチュアルを次のように定義している．

　「スピリチュアルとは，生の側面で，それは存在の意味を見つけたいという必要を表し，またその側面の中で，聖なるものに応答するものである」

　この定義からGフィチットのスピリチュアリティ理解の特徴をいくつか取り上げると次のようになる．第1の特徴は，多くの研究者と同じように，スピリチュアリティを「実存の意味」（meaning in existence）ととらえている．死の危機に直面した人にとっては，「実存の意味」を知ることは，患者自身が人間らしく，自分らしく生きるための不可欠の条件である．その意味でスピリチュアリティは人生の土台であるとGフィチットは考えている．

　第2の特徴は，スピリチュアリティを「聖なるもの」（the sacred）との関連でとらえている点である．英語の the sacred には，「神聖な，聖なる，（宗教上）神聖な，宗教的の，神聖で侵すことのできない，侵されない」（『新英和大辞典』，研究社）などの意味がある．「神聖な，聖なる」には宗教的ニュアンスが強いが，「侵されない」には広い解釈が可能である．人間には「侵されない」世界が多数あり，それはしばしば超越的世界ともよばれて，神秘の世界も，大自然も，宇宙の法則もこれに当たる．Gフィチットは，必ずしも1つの宗教にとらわれないで，人知を超えた神聖な，聖なる体験としてスピリチュアリティを理解している．

　第3の特徴は，Gフィチットは「スピリチュアル」（spiritual），「スピリチュアリティ」（spirituality），「宗教」（religion），「宗教性」（religiosity），「牧会的」（pastoral），「信仰」（faith）という語を，特に区別せずにほとんど同義語として使用するとしている．Gフィチットはキリスト教の牧師であるが，宗教とスピリチュアリティを区別せずに広い視野から理解した．Gフィ

チットがいうようにキリスト教徒以外は，スピリチュアリティは必ずしもキリスト教と結びつくものではない．スピリチュアリティは仏教，神道，イスラム教の中にもあるからである．

第4の特徴は，宗教心理学者Jファウラー（J. Fowler）の「信仰」の定義に学びつつ，「スピリチュアリティ」を定義している．Jファウラーは信仰を定義して，「われわれ人間より大きく超越したものへの応答である…意味の発見と意味の創造を人間普遍の課題としている」[15]と述べて，特定の宗教に限定せずに，すべての宗教に共通する意味で信仰を定義した．Jファウラーは，信仰の発達心理学的視点から理解し，人間の普遍的課題として，生きる意味の発見を取り上げたのである．生きる意味は人間同士の水平関係で見つけるのではなく，超越したものとの関係の中にあるとした．このJファウラーの理解に学びつつGフィチットは，信仰の対象となるもの，信仰するものにとって大切なものとしてスピリチュアリティをとらえている．JファウラーもGフィチットも，スピリチュアリティを自己存在を意味づけるものとして理解し，Jファウラーはそれを「信仰」とよび，Gフィチットは「スピリチュアルなもの」とよんだといえる．

第5の特徴は，Gフィチットは，自分の論説を機能的多面的モデルとよび（7×7 Model for Spiritual Assessment），広い視野からスピリチュアリティをとらえようとしている．スピリチュアリティを人間性の1つの側面としてとらえ，それが多面的領域の中で表現されると考えている．また，Gフィチットは全体的側面（holistic dimension）として7つの側面を取り上げている．holistic dimensionとは，つまり，医学的側面，心理学的側面，心理社会的側面，家族システム的側面，人種と文化的側面，社会的問題の側面，聖的側面である．この全体的理解はGフィチットのスピリチュアリティ理解が人間学的であることを顕著に現している．それゆえにGフィチットは，「スピリチュアル」，「スピリチュアルニーズ」，「スピリチュアルペイン」などの用語の厳密な検討よりも，それを使用して患者へのケアにつなげることを主眼に置いているといえる．その意味で臨床家の立場にあるともいえよう．

最後にGフィチットは，スピリチュアル評価について下記のような4つの意識レベルがあることを述べている．

 1）私自身との関係（自尊心，目的意識，未解決感情，罪意識，恐怖，自業自得）
 2）他者との関係（家族・友人・社会との関係で孤立，孤独，未解決の悲嘆）
 3）世界との関係（環境・世界への関心，創造，暴力と平和，目的意識，自己価値・必要とされるという感覚・職業感）
 4）神との関係（神，宇宙，全能者，有益な関係，自暴自棄-受容，罪責感-赦し，不安-安穏，絶望-希望）

このようにGフィチットは，スピリチュアリティの理解をJファウラーに学びつつ，臨床の場で役立つものを考案して，特にスピリチュアル評価の面で多くの貢献をしている．

（4）リチャード・ギルバート

リチャード・ギルバート（Richard B. Gilbert）は，聖公会の祭司で米国のイリノイ州シュルマン病院のチャプレン部長であり，世界パストラルケアセンター所長を勤めて，積極的にスピリチュアルケアの啓蒙活動を行っている．彼はスピリチュアリティの同心円的理解を提唱していて，自己を中心にその周りに家族，世界，神の順に取り囲んでいる．この同心円全体をスピリチュアルなものとして理解し，自己を支えるものとしている．ギルバートは，次のように説

明している．

　自己は，健全性・全体性，意味ある人生，自由，愛する能力，安らぎ，自由な感情表現，希望を求めている．家族や集団との関係では，相互理解や尊敬，自立，親密性，所属感，役割などを求めている．世界との関係では，世界の価値観や意味・目的，連帯感，安全・保安，世界への積極的参加などを求めている．さらに，究極的なものとの関係では，希望，赦し，癒し，倫理的指針，人生の意味，来世，愛などを求めていると述べている．これらのものがスピリチュアリティを形成しているので，スピリチュアルケアでは，これらのものに注目しながら，ケアすることが求められるとしている．

　さらに，スピリチュアリティと宗教との相違について，スピリチュアリティは「私」という単数にかかわり，「宗教」は集団（複数）にかかわると述べている．そのうえで「私」が愛されたい，正しく評価されたいというのがスピリチュアリティであり，「宗教」は礼典，教義，規則など集団にかかわると述べている．

第5節　哲学的研究
ジョン・モーガン

　ジョン・モーガン（John D. Morgan）は，哲学者でカナダのオンタリオ州ロンドン市にあるキングス大学の，死と遺族への教育センター（King's College Center for Education about Death and Bereavement）所長を2002年まで勤めた．キングス大学を会場にして，1983年に第1回「死と死別に関する国際会議」を開催して以来，毎年，この国際会議を主催して世界各国からの死の臨床に関わる研究の発表と検討を重ねてきた．スピリチュアルケアの分野では，多くの重要な書物の編集者としても活躍している．さて，Jモーガンのスピリチュアリティの理解の特徴を挙げる．

　第1の特徴は，スピリチュアリティを，人間が人間としての特徴をもっともよく表すものであるとして，「意味に対する問いをもつことである」という．例として，「私は誰か」，「私は何をすべきなのか」という問いなどである．ここにJモーガンの人間観がみえるが，Jモーガンはスピリチュアリティを人間固有の人間らしさ（uniqueness of person, specialness of the human person）と結びつけている．つまり，スピリチュアリティは人間の本質を表すものであるとする．さらに，スピリチュアリティの問題は，「問い」の形で表出されることを指摘しているが，思考する存在としての人間理解が哲学者Jモーガンにはみられる．

　第2の特徴は，Jモーガンはスピリチュアリティを宗教と近いものとして理解しながらも，「人間のスピリチュアリティの性質は，組織としての宗教よりは少なくとも大きなものである」とし，宗教とは異なるものであるとしている．Jモーガンはスピリチュアリティと宗教が混同されやすいことに気づき，その相違点を明らかにしている．Jモーガンはスピリチュアリティを宗教の根底にあるものと理解し，人間を行動に駆り立てるバイタリティであるとしている．

　「スピリチュアリティ」と「宗教」を明確に定義することは容易ではない．Jモーガンの理解では，宗教という形態をとる前段階にスピリチュアリティがあり，それは宗教的行動に駆り立てる原動力（capacity）だとしている．このような理解は，スピリチュアリティが宗教的形態としてさまざまな形をとる可能性を認めることで初めて可能となる．そして，必ずしも既存の宗教形態に限らない可能性が残されていることを示唆している．

第3の特徴として，Jモーガンは思考（human thinking）や意志（human willing）との関連の中で，スピリチュアリティを人間の能力として理解し，人間の本質的特性であるとしている．生きる意味の探求は，各人の思考，意思，決定と深く関わるという意味でもっとも人間的なものである．ここではJモーガンの，宗教の枠に縛られずに哲学的立場から人間を理解し，スピリチュアリティを定義している傾向をよみとることができる．Jモーガンは，「自分の人生を自ら決定する人間の能力こそ，人間のもつスピリチュアルな性質をもっともよく示す例である」と述べている．人間には知覚，味覚，聴覚，視覚，触覚などという五感が生得的に備わっていて，物質世界を認識する器官がある．この他に思考力，判断力，想像力などの精神的能力が備わっている．精神的能力は五感によっては認識できないが，人間の不可欠の能力である．スピリチュアリティを1つの能力であると認識すれば，スピリチュアリティは，霊力，霊的能力で，超感覚的能力で，五感を超えた分野に関わる事柄を認識，思考する能力である．

このように能力としての理解を，Jモーガンは人間の生得的機能として理解している．人間の生得的能力として，すべての人間にスピリチュアリティが備わっているとみている．

Jモーガンは哲学者として死の臨床に関わってきたので，Jモーガンのスピリチュアリティ理解は抽象的になりすぎず，実際に死に直面している人の問題を的確にとらえているといえる．その意味で臨床的にも有益な理解を与えている．

第6節 世界保健機関専門委員会の報告

1990年に世界保健機関（WHO）専門委員会は，がんの痛みに苦しむ人々の苦痛緩和の指針を示した報告書を公にした．当時，がん患者は，地球規模で増加の一途をたどり，完治療法のないまま肉体的苦痛をはじめ，さまざまな苦痛に苦しんでいた．WHOはがん患者の苦痛に対応すべく専門委員会を形成し，研究に着手した．そのとき，その研究の柱になったのは，患者を全人的存在としてとらえ「包括的な医療」，「全体的な医療」，「患者のQOLを確保すること」を重要視した．その結果は，「WHO専門委員会報告書 第804号」となって公表された．その中で，患者は肉体的，精神的，社会的苦痛と共にスピリチュアルペインをもっているので，その緩和が重要であると述べている．

この報告書は，がん患者への肉体的苦痛緩和の医療技術面での教育的貢献をしただけでなく，スピリチュアルケアを重視した点でも画期的な声明であった．WHO専門委員会が人間を「スピリチュアルな存在」として認識したことは，その後の医療や看護に新しい人間理解をもたらしたといえる．人間がスピリチュアルな存在であるがゆえに，全人的ケアの視点からみればスピリチュアルペインの緩和が，重要課題であるとの認識を示す結果となった．この声明はスピリチュアルケアへの本格的な模索を啓発する出発点となった．

それまでの医療では，一部の宗教立病院や施設を除いては，スピリチュアルケアへの関心はほとんどなかったに等しい．そのような状況の中で，WHO専門委員会がスピリチュアルペインを肉体的，精神的，社会的苦痛と同列に並べて重視したのみならず，「痛みからの解放はすべてのがん患者の権利とみなされるべきであり，患者が痛みの治療を受けられるように図る方策は，この権利を尊重することである」と述べたのである．このことはスピリチュアルペインからの解放もまた患者にとっては「権利」であり，医療者には「責任」として示されたといえる．WHO専門委員会の報告書がスピリチュアルケアの重要性を表明したことで，その存在と重要性が医

療者の間で真剣に取り上げられるようになった．その貢献は大きい．特に，この報告書は「『スピリチュアリティ』は『宗教的』と同じ意味ではない」と，この二者が異なるものであることを示している．この二者分離の背後には，国連の「宗教および信仰におけるすべての差別と不寛容の撤廃宣言総会，1981年」があるが，それだけではなしに，宗教をもたない人にもスピリチュアルペインがあり，それゆえにスピリチュアルケアが必要だという主張なのである．

第7節 スピリチュアルケア研究部会

　1990年「死，死ぬこと，死別に関する国際的専門研究委員会」(International Work Group on Death, Dying and Bereavement) が構成され，さらにスピリチュアルケア研究部会が誕生し，そこから「スピリチュアルケアに関する仮説と原則」(Assumptions and Principles of Spiritual Care)が発表された．この部会は，死の臨床に関わる人達から構成されていたが，現場でのスピリチュアルケアの必要性を強く感じていた人達である．この部会の中には，医師，看護師，聖職者などが参画しているが，特筆すべきことは，メンバーの半数弱が聖職者であった．聖職者が委員になっていたことで，スピリチュアルペインの緩和の重要性が明確であったし，それを自らの使命として受け取っていたのである．この「スピリチュアルケアに関する仮説と原則」は，題名からも明らかなように仮説であって，出版された段階ではスピリチュアルケアの全貌は明らかではなく，模索の段階にあったことを示している．

　この部会の重要な目的は，高度化する医療技術と，それに頼ろうとする医療制度の中で，人間が人間として扱われる医療体制の構築である．人間を全体的存在という視点からみると，人間は生物学的存在以上の存在で，社会的存在でありつつ，かつスピリチュアルな存在でもある．人間がスピリチュアルな存在であるがゆえに，死という危機状況が患者のスピリチュアリティを触発し覚醒するのである．しかし，医療現場では，患者のスピリチュアルな側面が顕著に表出してくるにもかかわらず，ほとんど省りみられていない．WHO専門委員会の報告書は，スピリチュアルペインの緩和は「患者の権利」であると明言して，スピリチュアルケアの実施を促した．この部会も，死に逝く人へのスピリチュアルケアを重視し，各患者の信仰や信念を尊重しながら，患者や家族のスピリチュアルニーズに対応すべきであると指摘している．この指摘は法的強制力をもつものではないが，患者の全人的医療，QOLを確保するにはスピリチュアルケアは不可欠であるから，医療者がその重要性を理解しておくべきであるとしている．

　さて，以上のようなスピリチュアルケアの理解をもちながら，この部会はスピリチュアリティを「人が人間として生きる生き方に関わり，特に超越的・超感覚的・実存的な生き方に関わるものである」と定義している．スピリチュアリティは，一般的に「宗教性」，「宗教的」と混同されやすいが，部会では「スピリチュアリティ」を「宗教」よりも広い概念として理解している．スピリチュアリティは，直接的に表現される場合もあるが，間接的であったり，宗教的形態で表現される場合もある．非宗教的に表現される場合もあり，シンボル，儀式，行動・ジェスチャー，芸術品，祈祷，黙祷など多様な形で表現されると述べている．さらに，このような幅広い表出を認めたことで，臨床の場での患者のスピリチュアリティの評価の可能性を広げる結果となっている．この部会のスピリチュアリティ理解と，スピリチュアルケア実践の提案は，文化，歴史，地域，人種，性，社会層，宗教，伝統などが異なる人々とのスピリチュアリティを考える場合に，大きな示唆を与えるものである．すべての人に共通するニーズとして，スピ

リチュアリティを理解し，その方策としてスピリチュアルケアを幅広いものとしている．スピリチュアリティがもつ文化性，地域性，国民性を認めた点で画期的意味をもっている．

第8節 日本における研究

　これまでのスピリチュアリティの研究は，根本的に欧米のスピリチュアリティ研究の結果が大きく影響している．そのために日本人のスピリチュアリティの研究はほとんどないのが現状である．日本でカタカナで「スピリチュアリティ」が取り上げられたのは，最近のことである．その前は「霊性」という表記で人間の特性として知性，理性，感性などと並んで扱われていた．わずかにキリスト教関連の病院のチャプレン，看護師，医師による実践的報告が，各種の研究会や学会，研究誌などに発表されている．学問的研究は少ないが，その中で特筆すべきものとして，村田久行は傾聴ボランティアの実践を通して，スピリチュアルケア全体を包括しながら学問的構築を目指している．さらにWキッペスは日本においてスピリチュアルケア・ギバーの資格者養成を行っている．しかし，いまだに，それらの領域での研究は初期段階である．今後，スピリチュアルケアの学問的研究は，宗教者のみならず医療者，哲学者，社会福祉学者などがもっと多く加わって，患者の人間らしさ，自分らしさという視点から研究が行われる必要がある．今後の研究が期待される領域である．それらの研究ではいくつかのテーマが扱われるに違いない．日本人のスピリチュアリティと欧米人のスピリチュアリティに共通点はあるのか，あるいはまったく別個のものなのか，スピリチュアリティは宗教的用語なのか，あるいは非宗教的用語なのか，スピリチュアリティの日本語としての翻訳語は何かなど，日本におけるスピリチュアリティの本質，特徴などが明らかにされていくであろう．

第9節 研究のまとめと課題

　以上の研究をみると，それぞれがいくつかの類似性をもちながらも，スピリチュアリティ，スピリチュアルケアに異なった問題意識をもっていることがわかる．スピリチュアルケアの必要性については医師のシシリーソンダースやDレイの強い関心があったし，スピリチュアルケアの実践についてはカルペニートが関心をもち，スピリチュアリティの本質にはJモーガンが，スピリチュアリティの発生理由にはDクラス，またアセスメントに関心をもつRギルバート，さらにチャプレンの意義と役割については「白書」の中心テーマである．しかし，これらの研究も始まったばかりであり，学問としての体系をなしているとはいいがたい．それぞれの研究者が，スピリチュアルケア学の体系におけるどの研究領域を研究しているのかがみえていないのである．そのために発表内容が個人的経験だけに準拠してしまい発展に乏しい．学問がもつ研究領域，研究方法論が体系的に定まったうえで，その結果が明らかにされる必要がある．つまり，学問の方法，領域，視点などを明らかにした学問的研究が必要である．

　筆者が概観したところでは，研究者自身の経験に基づく傾向が強く，それぞれの研究分野がもつ特殊性が明らかになっていない．医師，看護師，哲学者，社会福祉学者，牧会神学者の独自の方法論が明らかにされて，その方法論による明確な結果が求められる．

　なお，スピリチュアリティの今後の研究には，2つの方向性があると考えられる．そのことをここに触れておく．

　前述（第2章第1節参照）のようにスピリット（spirit）という語はキリスト教的影響を強く

受けているが,本来,スピリットは,風・息を示す言葉であった.この事実がスピリチュアリティ研究に2つの方向性を与えている.すなわち,1つは,キリスト教的背景をもつスピリチュアリティ研究の可能性である.キリスト教の神観,人間観,救済観を根底にもつスピリチュアリティ研究であるといえる.キリスト教,仏教という相違はあるが,両者は宗教的立場をもっている.

　もう1つは,風,息という普遍的事実を根本に据えた研究で,キリスト教という宗教色をもたないスピリチュアリティの研究である.その際には,キリスト教の神を前提とせず,日本人の神観や哲学的な絶対者をイメージしたスピリチュアリティ研究も可能になる.どちらもスピリチュアリティの研究でありながら,結果的には異なる方向性をもった研究といえる.一方は,キリスト教的スピリチュアリティの研究であり,他方は人間学的スピリチュアリティの研究である.この人間学的スピリチュアリティの研究には,独特の歴史,民族,文化,習慣をもつ人の固有性を前面に出した文化的スピリチュアリティ研究が考えられる.

文　献

1) Saunders C, Baines M：Living with dying；a guide to palliative care. Oxford University Press, Oxford, London, 1995（武田文和（訳）：死にむかって生きる—末期癌患者のケア・プログラム. 医学書院, p 59, 1990）
2) Saunders C：Hospice future；Personal care in an impersonal world. Morgan JD：A multidimensional look at bereavement. Baywood Publishing Company, Amityville, New York, pp 247-251, 1993
3) Ley DCH：Spiritual care in hospice. Doka KJ, Morgan JD (eds)：Death and spirituality. Baywood Publishing Company, New York, pp 171-179, 1993
4) ヴィクトル・フランクル：Man's search for meaning（池田香代子（訳）：夜と霧 新版. みすず書房, 2002）
5) Kushner HS：When bad things happen to good people. Schocken Books, New York, 1981（日野原重明, 斎藤　武（訳）：ふたたび勇気をいだいて. ダイヤモンド社, 1985）
6) Corless IB：Spirituality for whom. In：Quest of the spiritual component of care for the terminally Ill. Yale University School of Nursing, 1986
7) Doka KJ, Morgan JD (eds)：Assumptions and principles of spiritual care. Baywood Publishing Company, New York, pp 11-17, 1993
8) Carpenito LJ：Nursing diagnosis, application to clinical practice. Lippincott, New York, pp 897-917, 1993（リンダ・J・カルペニート（編著）：新道幸恵（監訳）：カルペニート看護診断マニュアル. 医学書院, pp 811-827, 1995）
9) Doka KJ：Spiritual needs of the dying. Doka KJ, Morgan JD (eds)：Death and spirituality. Baywood Publishing Company, New York, pp 143-150, 1993
10) Doka KJ：Spiritual crisis of bereavement. Doka KJ, Morgan JD (eds)：Death and spirituality. Baywood Publishing Company, New York, pp 185-193, 1993
11) VandeCreek L, Burton L (eds)：A white paper-professional chaplaincy；Its role and importance in healthcare. *J Pastoral Care* **55**：81-97, 2001
12) Klass D：Spirituality, protestantism, and death. Doka KJ, Morgan JD (eds)：Death and spirituality. Baywood Publishing Company, New York, pp 51-73, 1993
13) Fitchett G：Assessing spiritual needs；a guide for caregivers. Augsburg Fortress, 1993
14) Fitchett G：Spiritual assessment in pastoral care；a guide to selected resources. JPCP Monograph No. 4, J Pastoral Care Publications
15) Fowler JW：Stages of faith. Harper Collins Publishers, p 24, 1995

第5章 スピリチュアルペイン

第1節 スピリチュアルペインとは
(1) スピリチュアルペインの定義
まず，本書においてはスピリチュアルペインを下記のように定義する．

> **POINT**
> スピリチュアルペインとは，人生を支えていた生きる意味や目的が，死や病の接近によって脅かされて経験する，全存在的苦痛である．特に，死の接近によって「わたし」意識がもっとも意識され，感情的，哲学的，宗教的問題が顕著になる

スピリチュアルペインについては多くの人がそれぞれの見解を述べている．シシリー・ソンダースは，死が接近すると悔い，後悔，反省，罪責感があり，それがスピリチュアルペインであるとした．世界保健機関（WHO）専門委員会[1]も罪責感，死後の生命への不安，生きる意味の喪失などがスピリチュアルペインだとしている．また，リンダ・J・カルペニート[2]は霊的苦悩（Spiritual Distress）を「患者または集団が，精神力，希望，そして生きる意味を与える信念または価値システムに障害をきたしている状態，またはその危険性がある状態」と定義している．

ここでわかることは，スピリチュアルペインのペインの定義の仕方によって，多様な要因が含まれるということである．通常のペインが五感覚で認識できるものとすると，スピリチュアルペインは五感覚では認識できないものとなってしまい，存在しないことになる．スピリチュアルペインは感覚的認識ではなく，むしろ精神的問題である．そこで，さらにスピリチュアルペインをカテゴリーに分類すると，そこには①心理的要因（不安，憎しみ，無力感など感情・情緒的要因），②哲学的要因（「なぜ…」懐疑，生きる意味，苦悩など），③宗教的要因（死後のいのち，裁き，罪責感など）などが含まれる．

(2) スピリチュアルペインの内容
1)「わたし」の生きる意味・目的・価値の喪失
末期がん患者は，早晩，自分が死ぬことがわかると，将来が失われて今を生きる意味が失われてしまう．人生の先が限られてしまうと，今まで抱いていた人生の夢や期待，目的は実現不可能になり，一時的には深い挫折感をもち無目的になってしまう．生きる時間が決まってしまうと残された時間を有意義に生きることさえ諦めてしまう人もいる．『治らないのなら早く死んでしまいたい』，『苦しんで死ぬのなら，薬で楽に死なせてほしい』と訴える患者がいる．これらの悩みは，限られてしまった人生に生きる意味を見い出せないスピリチュアルペインである．

2）苦痛の意味を問う苦しみ

　私達は苦難や災難が襲ってきて苦痛を経験すると，その苦痛にどんな意味があるのかという強い疑問をもつ．『この苦しみにどんな意味があるのかわからない』，『こんな苦しいことが，なぜ自分に起こるのかわからない』などと嘆く人が多い．自分が苦しんでいるこの苦痛の意味を問いているのである．そこには，苦痛には何か意味があるはずだという前提がある．このような問いをもつ人は，苦痛は偶然の出来事だとか，意味などないとは片づけないのである．

3）死後への不安

　死に直面した人は誰でも自分のいなくなった後のことを心配する．自分の死んだ後の家族のこと，あるいは会社の将来などについて思い悩む．死に直面した人が何について悩むかは，人によって異なる．性別，年齢，家族関係，思想，立場，役割，経済状況，経験などが影響する．さらに，合理性や科学性を重んじる現代人でも，死んだ後の自分の生命や存在のことなどを考える．死後の自分は一体どうなるのかという不安である．また生物体としての存在はなくなるけれども，なんらかの形で自分の生きていた証を残したいと願う．これもスピリチュアルペインである．

4）「わたし」の悔い・罪責感

　人生の最後に，多くの人は人生を振り返って総決算することで人生に意味づけをする．その際，自分の過去の苦難，失敗，挫折などを回想しながら，反省，悔い，後悔，罪責感をもつ人が多い．特に人間関係での挫折や失望の経験は満足がいかないものが多いから，反省，悔い，後悔，罪責感の対象になっている．人間関係での軋轢，不和，争い，裏切り，離婚などは，自分の幼稚さ，未熟さ，不誠実さ，自分勝手さ，自己中心さ，欲望などが思い出されて後悔の原因となることが多い．このような自分自身の弱さや醜さ，不誠実さは自分の恥となることだから誰にでも相談できるものではなく，心の底から信頼できる人にしか話せない．日常生活ではこれらの想いが未解決のまま死に直面し，人生の最終段階にいたって，解決してしまいたいという強い願望にとらわれる人も多く，スピリチュアルペインとなっている．

　元淀川キリスト教病院ホスピス長の柏木哲夫によるスピリチュアルペインの分類は次のようである．柏木は『死にゆく患者の心に聴く』[3]の中で，7つに分類し説明している．
①人生の意味への問い：『これまで，何のために生きてきたのかわからない』の中にスピリチュアルペインをみている．
②価値体系の変化：これまでもっていた価値体系が大きく変化することで，地位や名誉に価値を置いていた人が，それらが無価値であると思うようになること．
③苦しみの意味：『なぜ自分がこんなに苦しまなければならないのか』，『この苦しみには何か意味があるのだろうか』というような苦しみの意味を問う魂の痛み．
④罪の意識：病気になったことに関して罪の意識をもったり，家族に対して迷惑をかけることに自責の念をもつこと．
⑤死の恐怖：『死ぬのがこわい』という恐怖は精神的というよりは，スピリチュアルな部分からくる．
⑥神の存在への追求：死へのプロセスは限りなく宗教的なプロセスである．それまでほとんど宗

教に関心がなかった人が自分の死を意識したとき，宗教的になる場合がある．
　⑦死生観に対する悩み：死はすべての終りであって死んだ後には何も残らないと，元気なころ
　　　思っていた人が，死が近づいたことを体で感じ始めたとき，急に恐怖を抱き始めることがある．
　柏木は宗教的苦痛とスピリチュアルペインとを分けて，「spiritual pain を狭く宗教的痛みと考えて spiritual pain のある患者は，ほとんどいないという人もいる．私はこれをできるだけ広く解釈するほうがよいと考えている．その意味では「霊的痛み」よりは「魂の痛み」と訳すほうがよいかもしれない．そうすると，ほとんどすべての患者が，大なり小なりスピリチュアルペインをもっているといえる」という．

（3）「スピリチュアルペイン」と「心理的ペイン」との相違点

　スピリチュアルペインの本質を明らかにするために，ここで類似しているが異なる苦痛について述べることにする．心理的ペインは，特に心の苦痛の中でも，人と人との関係の中で経験される苦痛として分類できる．つまり，『人が元気に働いているのに，自分は死を待っているのはなぜなのか』，『もっと家族と仲よくしておけばよかった』，『父を苦しめたのは，わたしのせいなんです』，『あの人は借金をしたくせに返してくれない．許せない』，『わたしがこんなに苦しんでいるのに誰も親身になってくれない』といったものである．このようなケースでは中心的問題は，仕事，病気，健康，人間関係，自分の生き方である．そして，特にそれらの問題に宗教的アプローチやスピリチュアルなアプローチを行わなければ，それは心理的なアプローチで解決を見つけ出すことになる．

　しかし，もし，健康の問題であっても，『なぜ，こんな病気になったのか』，『わたしの人生は呪われているような気がする』などというように，病気の原因を悪霊の仕業や呪いと考える場合，宗教的アプローチやスピリチュアルなアプローチが必要となってくることもある．ただ，多くの場合，心理的領域，宗教的領域，スピリチュアルな領域が重なり合っていることが多い．

（4）「スピリチュアルペイン」と「宗教的ペイン」との相違点

　スピリチュアルペインと宗教的ペインとは，人間を超える超越性や絶対的存在などを問題にしている点では非常に類似している．『神も仏もわたしを助けてくれない』，『この痛みを取り除ける神はいないのでしょうか』，『この宇宙を作ったのは神ですか，また，わたしの病気を作ったのも神ですか』といった類のものである．このような悩みは，神仏などの宗教用語が用いられているので，宗教的ペインのようにも思える．しかし，現実には神を信じているわけではないので，宗教的ペインではない．むしろ，スピリチュアルペインである．「神仏」という宗教用語は用いられているが，深い意味で用いられているのではなく，宗教用語は心の苦痛を吐露する道具にすぎない．神仏という語は，「人間を超えたもの」，「人間の力を超えた力をもつもの」，「慈愛の方」などを指している．それは患者の心の痛みを和らげるためにイメージされたものである．このようなときには，それはスピリチュアルペインであるといえる．

　宗教的ペインは多少とも，日常生活の中で特定の宗教をもち，その宗教の教えを学び，宗教礼典に参加している．それが病や死によって断絶したり，継続不可能になることで起きる苦痛である．例えば，『礼拝に出席できない』，『一緒に祈る人が側にいない』，『賛美歌を一緒に歌えない』というように，宗教的習慣や宗教的生活の継続が不可能になったために起きる苦痛であ

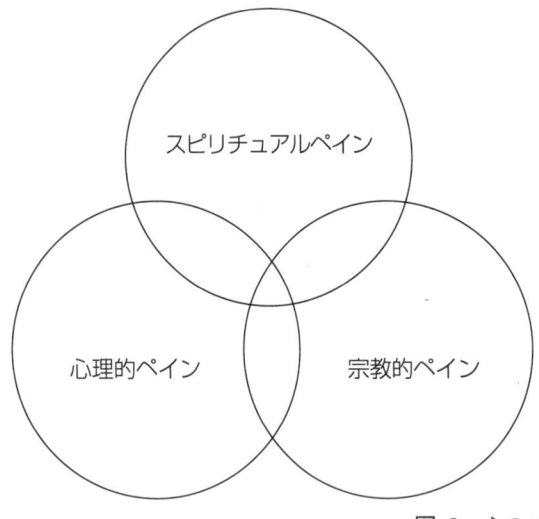

スピリチュアルペイン：超越者との関係の欠落，究極的自己の喪失などが原因で，病気の中でのわたしの生きる意味，目的，価値の喪失などからくる虚無感，無力感，疎外感，喪失感，怒り，いらだちなど．
心理的ペイン：人間関係での孤独，疎外，不和，軋轢，葛藤からくる怒り，恨み，不安．また病気の悪化からくる不安，恐れ，後悔，いらだち，焦りなど感情的，情緒的問題（心理療法家，精神科医による治療やケア）
宗教的ペイン：宗教者，信徒がもちやすい．死後の命，天国，地獄，極楽浄土，永遠の生命などの確信の喪失，病気回復の祈祷，宗教的閑話，宗教的典礼からの疎外感．

図 3 心のペイン（痛み）

る．宗教的ペインは特定の宗教を信じているのに，その宗教からの支えや励ましがないときに起きるのである（図3）．

第 2 節 スピリチュアルペインとスピリチュアリティの覚醒

　スピリチュアルペインは普段はほとんど意識されていない．第 3 章の第 2 節で取り上げたように，死の危機はスピリチュアリティを覚醒させる．そのメカニズムは，死の危機は肉体的「わたし」と精神的「わたし」を分離させ，意識化させる．つまり，死に直面している肉体的「わたし」を見ている精神的「わたし」がいる．この精神的「わたし」は不安，恐怖，無力感に襲われていて，生きることが非常に困難となっている．そこで，この精神的「わたし」に生きる意味や目的を与えてくれるものを必要とする（図4）．この切なる必要を満たすためにスピリチュアリティは覚醒して，絶対的他者（神仏など）や，究極的自己（「本当のわたし」など）を求め始める（図5）．

第 3 節 闘病記にみるスピリチュアルペイン

　ここでは，がんによる闘病生活の中で闘病記や日記を書きとめ，それを公刊した 3 名を選び，その人達の精神状態を分析し，明らかにすることである．ここで取り上げる 3 名は宗教学者，精神科医，放送記者で，生きた時代や性格もまちまちであるが，人生の半ばでがんに罹り大きな挫折を体験し，死を前にして悩み苦しみながら生涯を閉じた人達である．死の恐怖に怯える中で書きとめられた闘病記や日記には，患者の赤裸々な心の様子が描かれている．そこには驚嘆，恐れ，不安，怒り，落ち込み，悔い，叫び，孤独の経験が描かれている．患者のありのままの心の様子を書きとめた闘病記，遺稿集，日記，エッセーなどは，患者や家族にとって貴重な記録であるが，それだけでなく，心の内面的出来事を研究する者にも貴重な研究資料となる．個人の内面を知るには，個人的信頼関係が必須条件で，この信頼関係の形成には時間と努力が必要であるが，患者側にそのための時間的，体力的余裕がない場合がある．そのような状況の中では，闘病記や日記などは手近にある有益な研究資料である．

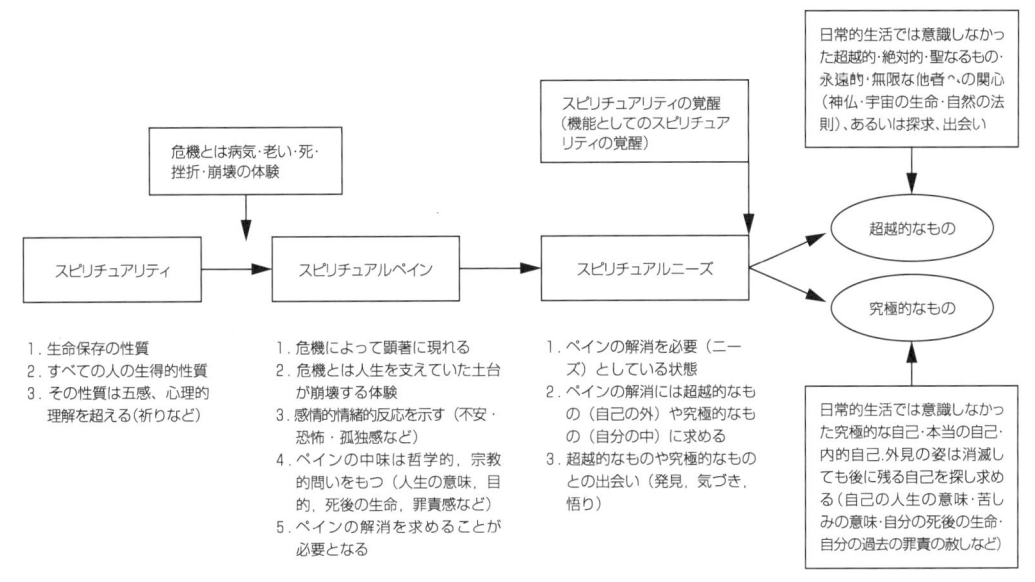

図4 「スピリチュアリティ」と「スピリチュアルペイン」の関係

[スピリチュアリティ] → [スピリチュアルペイン] → [スピリチュアルニーズ] → 超越的なもの / 究極的なもの

危機とは病気・老い・死・挫折・崩壊の体験

スピリチュアリティの覚醒（機能としてのスピリチュアリティの覚醒）

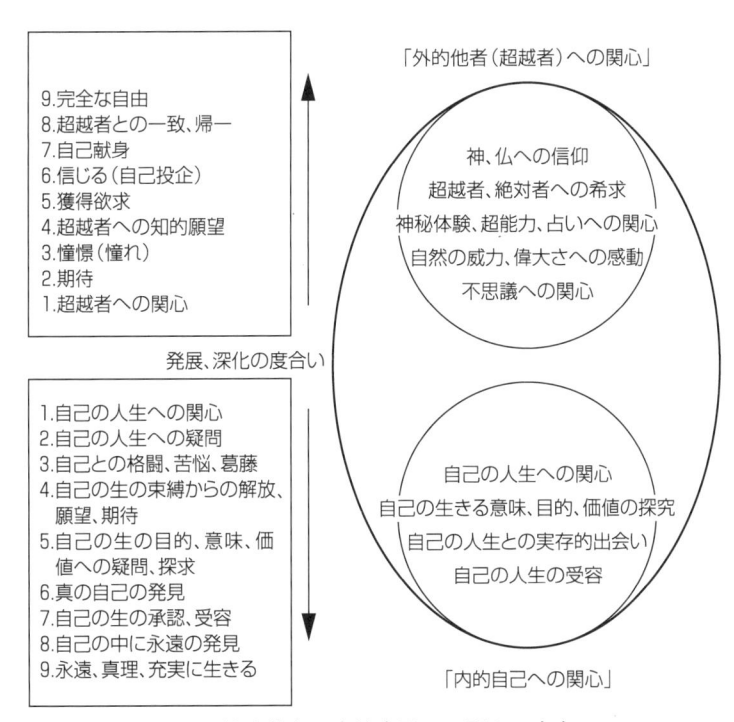

日常的生活では意識しなかった超越的・絶対的・聖なるもの・永遠的・無限な他者への関心（神仏・宇宙の生命・自然の法則)、あるいは探求、出会い

日常的生活では意識しなかった究極的な自己・本当の自己・内的自己.外見の姿は消滅しても後に残る自己を探し求める（自己の人生の意味・苦しみの意味・自分の死後の生命・自分の過去の罪責の赦しなど)

スピリチュアリティ
1. 生命保存の性質
2. すべての人の生得的性質
3. その性質は五感、心理的理解を超える（祈りなど）

スピリチュアルペイン
1. 危機によって顕著に現れる
2. 危機とは人生を支えていた土台が崩壊する体験
3. 感情的情緒的反応を示す（不安・恐怖・孤独感など）
4. ペインの中味は哲学的, 宗教的問いをもつ（人生の意味, 目的, 死後の生命, 罪責感など）
5. ペインの解消を求めることが必要となる

スピリチュアルニーズ
1. ペインの解消を必要（ニーズ）としている状態
2. ペインの解消には超越的なもの（自己の外）や究極的なもの（自分の中）に求める
3. 超越的なものや究極的なものとの出会い（発見, 気づき, 悟り）

図5 外的他者と内的自己への関心の度合い

「外的他者（超越者）への関心」

9. 完全な自由
8. 超越者との一致、帰一
7. 自己献身
6. 信じる（自己投企）
5. 獲得欲求
4. 超越者への知的願望
3. 憧憬（憧れ）
2. 期待
1. 超越者への関心

発展、深化の度合い

神、仏への信仰
超越者、絶対者への希求
神秘体験、超能力、占いへの関心
自然の威力、偉大さへの感動
不思議への関心

1. 自己の人生への関心
2. 自己の人生への疑問
3. 自己との格闘、苦悩、葛藤
4. 自己の生の束縛からの解放、願望、期待
5. 自己の生の目的、意味、価値への疑問、探究
6. 真の自己の発見
7. 自己の生の承認、受容
8. 自己の中に永遠の発見
9. 永遠、真理、充実に生きる

自己の人生への関心
自己の生きる意味、目的、価値の探究
自己の人生との実存的出会い
自己の人生の受容

「内的自己への関心」

　ここで取り上げた闘病記の著者は，制度的宗教を信じていないと公言し信仰がないと言いながらも，その闘病記や日記には多くの宗教用語が使用されている．宗教の信者でもなく，信仰もないにもかかわらず，なぜ宗教用語を用いていたのか．この問いに対する回答として，制度的宗教には入らなかったが，死を目前にして宗教に関心をもたざるを得ない内的必要があった

第3節 闘病記にみるスピリチュアルペイン

といえる．

ここでは闘病記，日記などの中で用いられている宗教用語に注目した．それはスピリチュアルなものと宗教的なものが近い関係にあることを前提としている．スピリチュアリティと宗教性の近い関係については，世界保健機関（WHO）専門委員会の報告書[4]や，その他の研究[5]でも明らかにされている．

宗教は世界各地の国家，民族，文化，時代の中で，さまざまな形をもって出現している．私達の身近にあるのは仏教，神道，キリスト教などである．仏教も時代の変遷とともにその形態は時代の特質を反映している．宗教形態の変化にもかかわらず，宗教を生み出しているのは人間である．宗教を生み出す心の内在的動因がスピリチュアリティである．それは人間に固有なものですべての人に生得的に備わっている．つまり，スピリチュアリティが，宗教という形で立ち現れているといえる．

宗教はスピリチュアリティの1つの表現形式である．スピリチュアリティが宗教の表現をとり，さらに，社会の中で1つの宗教になることで，そこに規則（宗教的礼典・教義など）やリーダー（教祖）などが出現する．このような発展過程をとることで，スピリチュアリティは社会的制度としての宗教表現をとる．この宗教の発展過程を逆にたどると，社会的制度としての宗教の外的表現形式である教団，教義，経典，礼典，教祖などを除けばスピリチュアリティがみえてくると予測ができる．そこで宗教用語を文脈の中で分析することで，宗教の根源にあるスピリチュアリティを明らかにできる．

ここで宗教用語とは，宗教に関わるすべての用語を指している．既存の宗教，キリスト教，仏教，神道などの教義，礼典（儀式），教祖，教団に関わる用語はもちろん，宗教学が扱う各個の宗教に特に限定されない一般的な宗教用語，たとえば祈り，救い，霊，信じる，すがるなども包含される．また日本の宗教のように，明確な神概念がない宗教用語である空，無，悟，崇めるなども含まれる．

（1）岸本英夫（宗教学者）の場合

岸本英夫（1903〜1964年）は東京大学文学部主任教授，2度の日本宗教学会会長を歴任した．その点では宗教学会の第一人者だったいえる．岸本はユニテリアンの父，岸本能武太の影響でクリスチャンになったが，青年時代になって奇跡を語るキリスト教を信じられなくなり棄教した．その後，宗教を外から観察し科学的宗教学の構築に力を注いだ．その成果は『宗教現象の諸相』，『明治文化史宗教篇』，『人間と宗教』，『宗教神秘主義』，『宗教学』，『世界の宗教』，『岸本英夫集全5巻』などの書物になって結実している．

岸本は旧制五高時代は理科を専攻していたが，東京大学文学部に進み，卒業後1931〜1934年までアメリカのハーバード大学に留学して，古代インド哲学の研究者ウッツ教授のもとで研究する機会をもった．帰国して東京大学で教鞭をとるようになってから研究と教育に励むかたわら，文化交流使節として海外活動を旺盛に行った．ここで取り上げる『死を見つめる心』[6]は，岸本が文化交流使節として米国のスタンフォード大学在学中にメラノーマ（黒色腫）が発見されたときから死ぬまでの，10年間のがんとの闘病生活を記したものである．

この書物の中で，岸本は死との関わりにおいて宗教用語をたくさん使用している．それは宗教学者として，宗教を研究対象としてとらえて宗教用語を用いているのではない．死に直面した岸本自身の内的葛藤や苦悩の中で，宗教を見直して魂の痛み，叫び，願望を表現するための

宗教用語である．ここではこれらの宗教用語を手がかりにして宗教用語に込められた岸本の心の苦悩を明らかにしたい．岸本が宗教に期待した宗教の意味，役割，機能とはなんだったのだろうか．

　ここで取り上げる『死を見つめる心』の中には，10編の論文が収録されているが，この中の1編「生死観四態」（昭和23年）は，岸本ががんになる以前に書かれたものなので，ここでは資料としては扱わない．残り9編の論文の中で用いられている宗教用語を列記すると以下のようになる．なお，（　）内に記された数字は引用した書物の中の頁数を示している．また×はその同頁の中での使用頻度を示している．たとえば，17×2と記されているのは，17頁に2回，その用語が使用されていることを示している．

天国 (17)，浄土 (17×2, 18, 20, 21)，信じる (17, 66, 133×4, 158, 173)，信じない (18, 66)，来世観 (18)，キリスト教 (18, 157, 178, 179, 180, 183×4)，信仰 (17, 18, 174×2)，奇跡 (18)，神 (18, 19, 158, 178×5, 179×2, 180×7, 181×5, 183×6)，人格神 (18)，死後の理想世界 (18×3)，天国 (18, 20, 27, 29, 66, 133)，来世 (19, 66)，宗教家 (19)，浄土往生 (20)，高僧 (20)，地獄 (27)，極楽浄土 (27, 144)，霊魂 (27, 182)，極楽 (29, 133)，救う (29)，坐禅 (56×2)，数息観 (56)，禅堂 (66)，無神論者 (66)，神仏 (66, 182)，縋る (66)，あの世 (66, 134×2)，この世 (67, 153)，死後の世界 (67)，宿命 (122)，運命 (122)，法師 (127, 128)，輪廻 (133)，天上の世界 (133)，禅 (137)，彼の世 (144×3)，阿弥陀仏 (144)，宗教 (27×3, 37×5, 38, 47, 144, 150×6, 151×3, 152×3, 153×2, 154×9, 155×3, 156×12, 157×4, 158×9, 159×11, 160×7, 162×12, 163×3, 166×3, 167×6, 168×6, 169×4, 170×3, 171×3, 172×2, 173×2, 174×3, 175×2, 176, 177×4, 178×3, 179, 180, 182, 183×3, 184×5, 186×3, 187, 189×5)，悟得 (151, 172, 174, 182)，教団 (150)，成立宗教 (154×6, 155×5, 156×6, 157)，宗教的疑問 (159, 161×4, 162×2)，教理 (155)，仏教 (157, 180, 182, 183)，神道 (157, 182, 183×3)，神学 (158)，宗教的 (158, 160, 169, 171×5, 172, 173, 174×5, 182, 183, 184)，煩悶 (164)，神話 (166)，呪術 (166)，祭祀 (166)，宗教的解決 (168×5, 169, 172×5, 173×3, 175×2, 180)，永遠なるもの (168)，かわらざるもの (168)，新興宗教 (169×2, 170×3, 171)，信仰治癒 (169, 171×2)，祈祷 (170)，加持 (170)，祈願 (170)，原始宗教 (170)，巫医 (170)，まじない (170, 174)，慈悲 (171)，博愛 (171)，救済 (171, 182)，使命 (171)，神の力 (172×2)，境地 (172, 174)，うらない (174)，神の奇跡 (174)，啓示 (174)，禅定修行 (174)，信仰の深い人 (174)，宗教的情緒 (175)，宗教的情操 (175)，畏敬の情 (175)，帰依献身の情 (175)，神聖感 (175)，永劫感 (175)，清浄感 (175)，解脱感 (175)，宗教的伝統 (178, 182)，一神教 (178×2, 183×2)，絶対の神 (178)，創造主 (178×2, 179×2)，創造者 (178×2)，宗教思想 (179)，宗教的構造 (179)，創造神 (179)，諸仏諸菩薩 (180×3)，創造主宰神 (180)，神々 (180×3, 181, 182, 183)，神の意志 (181×3)，法 (181×2, 182)，菩薩 (181, 182)，罪 (181, 182)，ゴット (184×4)，絶対者 (181×3, 182×2)，神中心 (182)，修行 (182×2)，障げ (182)，宗教的観念 (183)，多神教 (183×2)，汎神教 (183)，死後の世界 (186)，死後の問題 (186)，永遠の生命 (186×3)，死後の生命 (186)，死後の生存 (186)，永遠なる生命 (187)，死後の理

想世界（188）

　こうして列挙すると実に多くの宗教用語が使用されている．この書物の編集に携わった岸本の弟子の高木きよ子が述べているように，10年間の闘病生活は生と死との格闘の日々であった．岸本がメラノーマに罹っていることがわかったのは，1954年9月である．米国のサンフランシスコのスタンフォード大学に滞在中，大学病院での入院手術の結果，がんであることがわかる．メラノーマという悪性の腫瘍であることが告げられた日の晩の様子を次のように書いている．

　「ソファーに腰を下ろしてみたが，心を，下のほうから押し上げてくるものがある．よほど，気持ちをしっかり押さえつけていないと，ジッとしていられないような緊迫感であった．われしらず，叫び声でも上げてしまいそうな気持ちである．いつもと変わらない窓の外の暗闇が，今夜は，得たいのしれないかたまりになって，私の上に襲いかかってきそうな気がした」

　宗教学者岸本は，がんを告知されて心は不安に満ち，激しい緊迫感に襲われている．岸本は青年時代にすでにキリスト教から離れていたので，危機に直面して宗教に救いを求めることはできず，ただ自力で闘うしかなかった．死に直面して気づいたことは，生命の飢餓感である．宗教をもたずに，その生命飢餓感と直面することは岸本には耐えられず，仕事に没頭する結果になった．岸本自身「私は，はじめは，それは，がむしゃらに，はげしく働くことだと思っておりました．がむしゃらにはたらいて，はたらいて，はたらいて，へとへとになるまで働く」と述べて，仕事に全身全力を注いで死の恐怖から逃げようとした自分を表現している．しかし，死の恐怖は常につきまとい10年間手術を繰り返した．岸本の義父姉崎正治は東京大学図書館長を勤めたことがある．岸本自身も大学図書館の改装工事に関わり，その完成を祝う図書館落成式が，1963年11月9日に行われた．岸本は，そこで挨拶をするために出席した．力を振り絞って挨拶を終えたが，帰宅したときには疲れ果てていた．その日以降，岸本の肉体は衰え尽き果てて，静養の生活が始まった．岸本は終日自宅に引きこもって回復を待ったが衰弱する一方で，その年の暮れに岸本宅を訪れた弟子らが心配して入院を促し，東京大学医学部附属病院に入院して治療を行った．しかし，治療のかいもなく翌年の1964年1月25日に帰らぬ人となった．

　ここでは岸本の晩年の2つの論文『別れのとき』（昭和36年7月16日NHKテレビ）と『私の心の宗教』（昭和37年7月12日から3日間NHKラジオ「人生読本」放送）を取り上げ，岸本の死生観をみることにする．死後の生命について，岸本自身の忌憚のない気持ちが表れている論文である．『別れのとき』の一節を引用するが，ここには宗教用語として「霊」，「永遠の休息」などが用いられている．

　「しかし，『別れのとき』という考えかたに目覚めてから，私は，死というものを，それから目をそらさないで，面と向かって眺めてみることが多少できるようになった．それまで，死と無を一緒に考えていたときには，自分が死んで意識がなくなれば，この世界もなくなってしまうような錯覚からどうしても脱することができなかった．しかし，死とは，この世に別れを告げるときと考える場合には，もちろんこの世は存在する．すでに別れを告げた自分が，宇宙の霊に還って，永遠の休息に入るだけである．私にとっては，少なくとも，この考え方が，死に対する，大きな転機になっている」

ここには岸本の死生観として死後の世界の存在が語られている．岸本が死んだ後にも，この世界は存在し続け，岸本の生命自身は宇宙の霊に戻る．その宇宙の霊に戻るとそこには永遠の休息がある．岸本は「宇宙の霊に還って」と述べているから，昔，存在した場を想定しているようである．戻る場があることをイメージし，期待していたようである．「宇宙の霊」を帰る先としてイメージした岸本が，どのような具体的事柄をイメージしていたかはわからない．重要なことは，故郷に帰省するようなイメージが描かれていることである．生まれ育った故郷は自分が安心できる場所であり，それが用意されていることが岸本のイメージの中心である．「永遠の休息」という言葉がそのことを示している．死後の世界に「永遠の休息」が待っていて，自分を迎えてくれるという安心，安らぎが描かれている．これは宗教が今まで語り続けてきたものであるが，既存の宗教を否定した岸本は，自分の中にそれを作り出してイメージしたのである．このイメージは主観的で客観性も科学性もない．しかし，それが岸本を支えたことは事実である．これはスピリチュアリティの機能であり，死に逝く人間のスピリチュアルペインを軽減させていたと考えられる．

　また，『私の心の宗教』には次のようにある．

　『どうして，自分という個人的な意識が残りうるか．死に直面した場合では，人間の強い生存欲や激しい恐怖感が人間の心を駆り立てるので，その本人としても，どうかして死んだあとも，この自分というものは生きていたいと考えるのはもっともでありますが，しかしどうして，それが，近代人に信じられるか，という問題であります．私には，それは，納得しては信じられないのであります．私にとっては，私の個人の生命力というものは，私の死後は大きな宇宙の生命力の中に，とけ込んでしまってゆくと考えるぐらいが，せい一杯であります．』

　ここには宗教用語として「信じられる」が1回，「信じられない」が1回，「死後」が1回，「大きな宇宙の生命力」が1回使用されている．「大きな宇宙の生命力」は宗教用語にはみえないが，岸本の生命力が死後に行きつくところを指しているので，ここでは死後の世界と同義とした．そしてここには岸本が「どうかして死んだあとも，この自分というものは生きていたいと考えるのはもっともであります」と書いていることから，生命の存続への願望がみえる．それは永遠への願望といえるし，自己保存ともいえる．しかし，岸本は永遠に存在できないことは理性的には承知していた．そのうえで，なお「大きな宇宙の生命力の中に，とけ込んでしまってゆく」という形で自分の願望を表現している．

　また「大きな宇宙の生命力」が示しているものは，2つある．第1は，自分の存在を受け入れてくれる安心感であり，第2は，不滅の生命という希望が投影されている．これらの安心感や希望は，死の危機に直面した岸本が当時もっとも求めていたものである．既存の宗教を否定した岸本は，想像の世界でそれを得ようとしたのである．

　岸本が理性的に奇跡を否定し，宗教を遺棄できたのは，自分の健康に自信があり，そのようなものに頼らなくてもすむ肉体的・心理的状態にあったときである．しかし，死の接近が現実化し，死から逃避できなくなり，死の到来とともにすべてのものが無に還すことが明らかになった危機状況では，物事の判断が感情的，情緒的傾向に傾き，非合理的で証明不可能な死後の世界や霊の世界を信じ，自分の存在が霊の世界の中でいつまでも存続するのだと信じることで心の安定を保つように変化する．このような危機状況の中で，自分の存在の消滅の恐怖から自分を守るために，「宇宙の霊」，「宇宙の生命力」を考え出したといえる．それは理性的作用ではな

第3節　闘病記にみるスピリチュアルペイン

く，むしろ感情的作用であり，願望である．感情が不安定になる危機状況では願望が強く働く．そうすることで自分の存在が消えてなくならないようにするのである．岸本の場合，このような「宇宙の霊」，「宇宙の生命力」を生み出して自己防衛している．知性や理性を超えた「宇宙の霊」，「宇宙の生命力」は岸本の生命の根源を示し，死後の行き先を示している．また，「宇宙の生命力」，「大きな宇宙の生命力の中に，とけ込んでしまってゆく」というイメージは，スピリチュアリティがイメージの世界であることも示している．このイメージの世界は，理性や知性で構成されているものではなく，岸本の感情，情緒，願望，欲求，不安，恐怖などが混ざり合って構成されているものである．

　この２つの論文の執筆間隔が１年間であることは，岸本はこの時期に死後の生命の問題について考え続けていたと想像できる．当時の岸本の関心事になっていたことは明らかである．さらに興味深いことは，岸本が死後の世界の存在を否定せずに肯定的に想像している点である．死後の存在を「宇宙の霊」や「宇宙の生命力」という目に見えない証明不可能な世界に求めている．これは岸本の個人的イメージの世界であり，理性や知性が強く働く科学を超えた信仰の世界である．岸本は科学的宗教学の構築を目指して，奇跡を個人的には信じなかった宗教者である．観察可能な客観的，科学的世界を研究対象としてきた岸本は，キリスト教信仰を捨てたのである．にもかかわらず，岸本は自分の死が確実になってくると，非客観的，非証明的な死後の世界を宇宙の霊や生命に求めた．既存の宗教を信じなかったけれども，岸本自身は「宇宙の霊」，「宇宙の生命力」の存在を信じたいという願望を強くもっていたのである．それは肉体の消滅がすべての消滅になることを認めたくなかったからといえる．言いかえれば，肉体的存在の消滅を認めながら，霊の存在の継続を信じることで自己を安心させようとしたのである．その願望を満たすために宇宙の霊や宇宙の生命が考え出されたといえよう．

　死の危機に直面した際，このような目に見えないものへの関心，非科学的なものへの信仰，証明不可能なものに人生の土台を置こうとするのは，スピリチュアリティを生得的に人間がもちあわせているからだといえる．そして，死の危機に直面して，岸本のスピリチュアリティが覚醒したのである．

（２）西川喜作（精神科医）の場合

　西川喜作（1930〜1981年）は，東京生まれの精神科医師である．千葉大学医学部を卒業し，慶應義塾大学医学部精神神経科で研修を受け，昭和38年，米国のコロンビア大学精神医学研究所に留学．帰国後，国立下総療養所に勤務，また国立千葉病院精神科医長となる．統合失調症患者の社会復帰に尽力していた．昭和54年3月，前立腺がんが発見され，手術．当時の最先端の治療を受けたが完治できず，悪化して闘病生活となる．当時，この闘病生活は肉体的苦痛が西川を苦しめただけでは終わらず，医師として社会的価値を失わせ，父親としての責任を果たせない境遇に置かれたことで自信喪失にもつながった．西川のスピリチュアルペインである．

　西川は病弱な父親をもち，子ども時代は貧しい生活を強いられてきたから，家族への責任感が人一倍強かった．肉体的苦痛に加えて医師としても親としても，まだなすべきことが残っていたから，病気が発見されたときの西川の挫折感は大きかった．西川はこのような挫折感，自責の念をもちながら葛藤，苦悶する．この苦悩を西川は大判のノートに記した．そこには悔い，自責の念に加えて，怒り，葛藤，苦悶，嫉妬などが赤裸々に書き記されている．その日記をノン・フィクション作家柳田邦男が編集の手直しをして，『輝やけ，我が命の日々よ』[7]として出版

した．昭和56年10月19日死亡，享年51歳であった．

　この書物の中で西川は，自分は「信仰心をもたない私」と述べている．にもかかわらず，この書物には多くの宗教用語が用いられている．それは，以下のとおりである．

運命（17），一期一会（17），宗教（55, 132, 179），僧侶（62, 168），牧師（62），聖書（73, 75），呪われた（74），墓地（106），寺（106），解脱（132），仏壇（143），信仰心（168），寺院（168），カトリック信者（182），信仰（179, 182），入信（182），神の摂理（159），天の配剤（156），あの世（159×2, 160），五重の塔（185），瑠璃光寺（185），菩提寺（185）など

　これらの宗教用語には，西川のがん患者としての苦悩や葛藤などの心情が吐露されている．その葛藤は自分自身との葛藤である．その葛藤の中から強い願望や期待などが生まれ，言葉として表現されている．

　ここでは西川が昭和56年正月に出した「死亡挨拶」について取り上げてみる．この中に西川が自分の人生を振り返っての当時の気持ちが面々と綴られている．そして，この新年の挨拶状は遺言状になっている．この挨拶状は一見ユーモラスに書かれているが，この文章の背後には，働き盛りの中で人生に挫折した医師の苦悩と悔しさと望みとが折り重なって表現されている．「がんと診断された直後は，立ち直れないだろうと思えるほどのショック状態が続きました．特に除睾術を受けるまでの心の準備期間は死にいたるまでの間でもっとも苦しい時期でした」と述べている．だから，ここに引用する挨拶状を受け取った人達も西川の最後の言葉として真剣に受けとめたに違いない．西川にとっては遺言状であるから，自分のありのままの姿と気持ちを表現した．それだけに西川の正直な葛藤や苦痛を知る資料として貴重である．

　　死亡挨拶
　　1月2日，金曜．がんの宣告を受けて2度目の昭和56年正月．正月はとくに"死"の影が濃く感じられる．今年は遺言のつもりで死亡の挨拶状を書いてみる．
　　ご挨拶
　　　このご挨拶状は拝啓でも時候の言葉からでも始めることはできないので，どう書き出してよいやら小生もためらわざるを得ません．
　　　小生，この度，寿命が尽きまして一足お先に失礼することになりました．皆様より先になったため，お困りの方もおられるでしょう．またあの奴やっと逝ってくれたかと喜ぶ方もおられるかと思います．
　　　小生は，1978年末より自覚症状が出現し，翌年4月，前立腺がんであることが確認されました．皆様のお蔭で，よい医療と暖かい励ましのもとで完全とまではいえませんでしたがカムバックし，皆様の生きていておられる世界で再び働かせていただいておりました．しかしこの度命運も尽き，あの世に移り住みます．人生50年とはよくいったもので，小生もその年齢になったわけです．人はそれぞれ考えも違います．寿命も延びた現代では，まだ早過ぎるとお思いになる方がおられるかもしれ

ません．しかし，小生としては十分に人を愛しときには争い，波乱は多くとも悔いのない人生を送れたと思っています．この辺りでおいとまするのは身の程に適した神の摂理と納得しているつもりです．死に際しまして，家族はじめ皆様の暖かい直接間接のお見送りを数年にわたり受けてきたことも，素直に感謝せずにはおれません．がんと診断された直後は，立ち直れないだろうと思えるほどのショック状態が続きました．特に徐睾術を受けるまでの心の準備期間は死にいたるまでの間でもっとも苦しい時期でした．案ずるより産むが易しの例えどおり，その後の小生については多少は勢いの弱かった人間に変わったかもしれませんが，角が取れて少しまともになったともいわれました．発病後の人生は一期一会の日々を念じておりましたが，完璧には果たせなかったことをお詫びします．このお便りは小生の旅立ちのご挨拶のつもりですが，あの世に渡ってからお送りさせていただくことになるでしょう．通夜，告別式などは一切省かせていただきました．遠く，お忙しい方々が多いのでわざわざ出席していただくことは恐縮至極に思うからです．また，義理であいつが死んだから出席せねばならないと思いになられる方々に対しては，ますます申しわけないと思えるからです．長い人生において小生の愛した方々，あるいは愛して下さった方々に涙を多くいただくことは嬉しいとはいえ勿体なく気恥ずかしいことでございます．幸い子どもも成長し，学業資金に皆様の浄財を仰がなくてもすみそうですので，ご心配にはおよびません．このご挨拶に対するご批判はどうかあの世にお越しになってから小生に直接お申し越し下さるようにお願い致します．家族，肉親，親友などにはこの件についての責任はまったくなく，小生の一存で決めたことでございます．気狂い医者の一生ですから，死に方まで狂っているのかもしれません．自他ともに認めるスタイリストですから死んだあとまで格好をつけたいのかもしれません．どうぞうつせみのこの世の話の肴として下さい．がんを宣告されてから○年も生きましたので，お会いしたい人にはだいたいお会いでき，心の文を通わせることができましたので，思い残すことはありません．ひょっとして皆様方の中にももっと会いたいと思われる方がございましたら人懐かしがりやで，話し好きの小生ですから，どうぞ現住所までお越しになって下さい．一九八□年□月□日」

　この挨拶状には「あの世」が3回，「神の摂理」が1回，「念じて」が1回，「うつせみ」が1回，「この世」が1回宗教用語が使用されている．「あの世」は死後の世界を示し，「彼岸」である．「うつせみ」は，はかないこの世の生命の意味で，この言葉の背景には永遠に続く死後の世界が想定されていて，宗教用語といえる．「神の摂理」は神の絶対的支配を意味していて，一般的にはキリスト教用語である．「念じて」は日常的に使用することもあるが，キリスト教では「祈る」が通常の使用法であり，ここでは仏教的使用法である．結局，それらの用語は，日常的用語というよりも宗教的用語として用いられている．明らかに死後の世界が意識されている．この宗教用語を文脈の中で分析することで，これらの宗教用語に込められた西川の心情を読み取ることが可能である．そこにある西川のスピリチュアルペイン，そこから生じる期待，希望，願望，祈りなどが読み取れるはずである．

　さて，西川は「あの世」を，この世との比較で用いて「死後の世界」を示している．信仰心

がないと言ったにもかかわらず，西川が死後の世界の存在を考えていたことは興味深い．既存の宗教の枠に縛られない自由をもちながら，宗教用語を用いて自分の生命が死後も存在することを願望していたことがわかる．西川は，あの世で再会できると信じ，再会後は互いに言葉をかわせるというような動的世界を描き，この世の生活の延長上にあの世の様子を意識している．仏教が語る極楽浄土はハスの上に座っているお釈迦様がいる世界であるし，キリスト教の天国は神の支配する安らぎの世界である．極楽浄土も天国も，この地上に住む私達には想像しにくい世界である．ところが西川の「あの世」観は，非常に人間的，現世的色彩の強い「あの世」観である．それだけに現実味のある「あの世」観である．そして，再会できる希望が，死の不安や恐怖を払いのける力になったといえる．

　さて，この挨拶状にある重要なキーワードは「神の摂理」である．この語についていくつかの点を考察する．

　第1は，「神の摂理」は苦しい事実を認めて自分の願望を諦めるための道具である．西川が自分の死を意識し始めたとき，西川には家族の経済生活が心配であった．教育費のかかる子ども達のことや，一人残される夫人のことである．精神科医として中途半端で終わる悔しさも強かった．しかし，自分の願望に反して死の事実は変えようがない．死が接近してきた事実は受けとめるしか仕方がない．死の苦しい事実を受けとめるのに，それを神の摂理とすることで自分の死を「意味づけ」しようとする．この人間の死の事実を受けとめるために，「神の摂理」が十分な機能を発揮している．彼はそうすることで，自身のスピリチュアルペインに対応したのである．

　摂理とは，広辞苑によれば，「神または精霊が人の利益を慮って世の事すべてを導き治めること」とある．つまり，神の摂理とは，神が私の善を志向して行動してくださるの意味である．神の摂理では，神の意思が強調されていて，人間の意思とは異なるが神の意思で決められた最善は変えようがない．「身の程に適した」には諦観の感情が介入しているようにみえるが，それよりも積極的受容を表す言葉である．人間の能力を超えた神が私の最善を思考したのだから，たとえ自分には納得できなくとも納得せざるを得ないとの意味である．このような場合には，神の摂理は，自己を納得させるための道具として機能し，西川のスピリチュアルペインを和らげているのである．

　この神の摂理の「神」を具体的，実質的に明らかにできるのは宗教である．制度的宗教は神観，仏観をもっていて，礼拝や祈りの対象としてきた．それだけにとどまらずに，ある種の「あの世」観（来世観），救済観，人間観があって，宗教を求める人はそれらを学び，人生の支えにしてきた．西川には明確な「あの世」観があったわけではない．自分の中で自分が好む神観，人間観，救済観をもっていたのであり，外側から教えられたものではない．ただ，神の計画や意思が自分の人生にも働いていると意識したのである．

　また「念じて」の言葉が使用されているが，辞典では「心の中で祈る，仏の名を心の中で唱える，いつも心にとめて思う」などとある．この辞典の説明からも明らかなように「念じる」には，祈りの対象である神や仏の意味合いは少なく，個人の心の中で祈る心が強調されている．西川の場合も，祈る対象は不明確なままで，祈る目的があの世に住むことであり，あの世で再び会うことであった．あの世に住むことができると想像することで，西川の心は安定することができたのである．

さらに「この世」が1回使用されている．「この世」は現世を指していて，私達はいつかはこの世を去らなくてはならない．この世は肉体をもって存在しているので，必ず去るときがくる．西川が「この世」を語るとき，「この世」には執着していないようにみえる．それは「この世」の先に「あの世」があることを西川は確かに信じているからである．このような死後の世界は，理性や知性を超えたスピリチュアルな世界であり，西川のスピリチュアルペインを和らげているのである．

（3）鴻農周策（NHK放送記者）の場合

鴻農周策（1940～1992年）は，旧満州の本溪湖に生まれた．愛媛県松山市に帰国してそこで育つ．松山高等学校をおえて，東京に上京し1963年東京外国語大学卒業．NHKに入社し福岡放送局，報道局外信部，松山放送局に勤務した．43歳の1984年11月9日に病気で倒れ，東京の聖母病院で多発性骨髄腫が発見され，家族には「3カ月～2年の寿命」と伝えられたが，本人には病名は告げられなかった．高校時代の友人が医師をしていた松山市の愛媛県立中央病院で治療を開始．治療しながらも仕事に生命を燃やした．鴻農ががんであることを妻から知らされたのは，1986年の元旦であった．1989年6月再入院，1992年8月再々入院．懸命な治療にもかかわらず，1992年12月1日，52歳にて死去．発病以来，8年間にわたる闘病生活の中で闘病日記が克明に書き続けられた．死後，NHK出版の山内正剛によって編集されて公刊されたのが『命いっぱい生きた日々』[8]である．鴻農は特定の宗教を信じていなかったが，闘病記には以下のような宗教用語が用いられている．これらの用語には，鴻農の魂の赤裸々な苦痛と宗教への願望が表れている．

法要（14），因縁（15），運命（17，124，174），クリスチャン精神（25），賛美歌（25），合掌（29，210），祈り（39），遍路（72×4，76），境内（73），石手寺（73），救い（78），罪深い（117），神様（117，118，173，200），許し（78，117×2，118），罪人（119），罪（121），罰（121），悔悟悔恨（124），未練（124），信ずる（124），諦める（124），ゆだねる（124），繁多寺（137），初詣（137），平常心（146），合宿（174），伊佐爾和神社（228）など

鴻農が多発性骨髄腫のため身体の不調を感じたのは，1984年11月9日であった．鴻農はこの11月を「11月という月は自分の短い一生の中で忘れることのできないカレンダーのひとつだ．しかも，11月9日は」と書いている．また，「なにかの因縁のある日と思うのは考えすぎだろうか．自分が，今度の病気に倒れたのは，昭和59年（1984年）11月9日だった」と書いている．鴻農は自分の人生，あるいは発症が何かによって定められているとの予感をもったのである．国語大辞典によれば，「因縁」とは仏教用語で，因は内的原因，縁は外から間接的原因を指していて，仏教では一切の生滅はこの2つの力によると説く．鴻農は自分の人生に起こった発病という不幸が，自分の生まれる前からの原因により起きたもので，今の自分は，ただその運命を受け入れるしか仕方がないのかもしれないと，自分を納得させようとしている．

鴻農は東京の聖母病院での診察結果で病名が明らかにされたが，東京での養生を断わり，松山でゆっくり治療したいと希望した．松山に帰る日，NHKの海外ウィークリー班の全員が大挙

して病院に来て，松山への帰省を助けてくれた．

「実に嬉しかった．同時に海外ウィークリー・デスクとしては，申し訳ない気持ちで一杯だ．胸の中で合掌した．ありがとう，みんな．すまない」．

ここにも仏教用語である「合掌」がみえる．国語大辞典によれば，「合掌」とは仏教での礼法で両方の掌を顔や胸の前に合わせて仏菩薩を礼拝することである．合掌には，自分を超えた菩薩仏への深い感謝が込められている．鴻農が合掌した意味は，病気を負って人の助けが必要になった自分は，今，職場の同僚達の好意に，絶大な感謝の気持ちで一杯であることを表しているのである．この感謝の気持ちは，日常を離れた超越的，絶対的なものから自分を眺めて，自分の幸いさに気づいたから生まれてきたもので，鴻農には超越的・絶対的な存在が思い浮かんでいた．

「純粋無垢のむつの愛に頭が下がるのみの毎日だった．しかし，大丈夫だろうか？ 病気のことではない．心の問題だ．なんと罪深く恥ずべき人間になったことか．俺は，健康管理ひとつだめ．その事実といつも直面し，胸の海面下にひそめていかなくてはならない．心ではいけないと思う．泥まみれ，恥まみれになってもいいと言うが，心ではいけないと思う」

ここには鴻農の自責，自戒の思いが強い．妻むつの純粋無垢の愛情と比べて自分の罪深さを恥じている．また，健康管理ができずに病になった無能な自分を責める．「罪深く恥ずべき人間」という言葉の中の「罪」は，宗教的意味をもつ言葉であるし，同時に非宗教的にも用いる言葉である．「罪深く恥ずべき人間」という言葉が出た根拠は2つの理由からである．一方は，自分を超えた聖なる者，絶対者の立場からみて自分を判断したとき，自分は罪深いと判断した．もう一方は自分の内からくるものである．自分の内面を省察すると自己管理できなかった自分がいて，反省と後悔をしている．そのような自分を省察しながら許されたいという願望が起きるのである．許されるために自分を超えたものとの関係が必要になる．鴻農はそのすぐあとに「神様，許されるものなら許してください」と叫んでいる．この自責，罪責感は多くの患者を苦しめるが，ここでも同じである．8月20日の日記には，「胸の中に出没する罪人意識が心を暗い霧で覆って，はしゃぎきれない．自閉症，うつ病，つらい」と述べている．彼のスピリチュアルペインがみて取れる．さらに，「毎日，自殺への誘惑は抗しきれなくなる瞬間がある．首を吊って死ねるものだろうか…？と思ったりする．どこか，山の中に入って…と夢想したり．死んではいけない，とにかく生きていることだ…！という声がする」

この「声がする」という言葉には，自分自身の声ではないニュアンスがある．自分を離れた別の存在からの声である．危機状態の中に置かれた人間は，自分の中から超越者の声を創り出す．自分を超えた者からの絶対的服従命令を求める願望である．自分の中で絶対者の声を創り出すことで，自分を赦し支えようとする．

（4）まとめ

上記のように実際に死の危機に直面し，スピリチュアルペインを生じながらも，スピリチュアリティが覚醒し，彼らはスピリチュアルペインを乗り越えていったと思われる．闘病記を傍観して気づくことは，誰しもが超越的なもの（神仏）に救いを求めている点である．死に直面した者の多くは，死の恐怖，苦悩からの解放を神仏に求めようとする．死に直面しての自分の人生の意味への問いという難問への解決は，自分では不可能であり，人間の能力を超えたもの（神仏）に解決してもらいたいという強い願望を抱く．また一方で，内的自己への関心が強まっ

ていく．（47頁，**図4**参照）．

　さて，死の危機は，スピリチュアリティである「超越的なもの」と「究極的なもの」を覚醒して，「人間らしさ」や「その人らしさ」を保つ動機づけとなる．すでに取り上げた3つのケースで明らかなように，日常とは比べものにならないほどに自己反省的傾向が強く，深い挫折感がみえる．このような自己反省的傾向，深い挫折感の中心には，生きる「枠組み」と「自己同一性」の喪失がある．この喪失に伴う激しい苦痛からの解放（「癒し」）を求めることになる．この「癒し」は，自己洞察を深めることからくる「自己発見」，「自己受容」が必要である．また，自己を超えるものからの受容を受け入れるという作業が必要である．この受容の作業には，理性的レベルを超えるものが必要になるので「信仰」や「信念」というものが必要になる．死の危機に直面した人が宗教への関心を示していたのは，このような事情からである．

　3名のがん患者の闘病記や日記を取り上げて，その中で使用されている宗教用語を中心に分析してきたが，明らかになった点を以下にまとめてみよう．

宗教用語の特徴

　①宗教用語への関心の背後には，その人の挫折体験がある．健康，仕事，思想，人生に失望し，あるいは行きづまりによる挫折体験は，自信喪失や無力感の自覚を生み出している．そして，自信喪失，無力感の中で宗教への関心が触発されている．

　②各著者の闘病記に用いられた宗教用語は，特定の宗教に限定されず，仏教，神道，キリスト教などの用語がまったく自由に統一なく用いられている．彼らは特定宗教の枠に縛られていない．また宗教用語を用いるときに，宗教用語の厳密な意味には無関心である．宗教用語が宗教を正しく理解しようとする意図よりも，自身のスピリチュアルペインを和らげるための1つの方法（便法）として自己流に用いられている．またからこそ，宗教用語の中に筆者の願望や欲求，希望が表れているともいえる．

　③宗教用語の中でもっとも多く使用されているのは，「宗教」，「神」，「仏」である．「宗教」は人生の難問の解決機関として理解されている．また「神仏」も苦難の解決者として理解されている．そこでは，神仏の性質，神仏と人間との関係などは明確ではない．そのために明確な救済観，来世観がなく特定の信仰をもっていない．つまり「宗教」，「神」，「仏」などという言葉が個人的，主観的，感情的傾向が強く，体系化されてはいない．著者らは，宗教や神仏に向かって，心の痛み，叫び，願望を投げかけているだけである．

　④宗教用語は，苦難に対する解決を人間を超えるものからの「助け」，「救い」，「慰め」，「希望」を表現するものとして使用されている．痛みの解決の具体的方法はないが，解決を求めていることを表現するのが宗教用語である．

　⑤宗教用語への関心は，苦痛解決の期待の表れである．宗教用語があえて使用されたのは，自分の能力を超えたものへの希求であり，そこには現状の自分では負いきれない苦痛がある．

　⑥宗教をもたない人でも，危機状況では自己流の宗教を創造することがある．宗教をもたない人は，自分の内に超越的力をもつものを創り出して，それに頼ろうとする．

文　献

　　1）WHO Technical Report Series No. 804（武田文和（訳）：世界保健機関（編）：がんの痛みからの解放とパリアティブ・ケア―がん患者の生命へのよき支援のために．WHO専門委

員会報告第804号，金原出版，1993
2) Carpenito LJ：Nursing diagnosis, application to clinical practice. Lippincott, New York, 1993（新道幸恵（訳）：カルペニート看護診断マニュアル．医学書院, p 811, 1995)
3) 柏木哲夫：死にゆく患者の心に聴く．中山書店，pp 115-116, 1996
4) WHO専門委員会報告第804号（前掲書, pp 48)
5) Elisabeth Kübler-Ross：Death the final stage of growth. Prentice-Hall, 1975（川口正吉（訳）：続 死ぬ瞬間．読売新聞社, p 15, 1977)
6) 岸本英夫：死を見つめる心．講談社，1973
7) 西川喜作：輝やけ，我が命の日々よ．新潮社，1982
8) 鴻農周策：命いっぱい生きた日々．NHK出版，1994

第6章　スピリチュアルケア

はじめに

　この章の目的は，ケアとは何かを明らかにすることである．ケアの本質を明らかにして，スピリチュアルケアの意味を明らかにする．

　ケア（care）が医療において注目され始めたのは，それほど昔ではない．長い間，医療の中心は疾患の治療（cure）であった．病気を治療することがまず求められてきた．その結果，医学の発達が多くの病気の治療を可能にした．しかし，医療が飛躍的に発達した現在でも完治できない病気が残っている．末期がんや高齢者の抱える慢性疾患は完治できない．けれども完治が不可能であっても，人生を諦めず人間らしい生活を可能にする医療が，今，求められている．疾患のキュアはできないが，疾患を抱える患者のケアはできるのである．なお，医療，福祉，介護では，しばしばケアはキュアと対比されて用いられる．キュアは治療，治すなどと訳される．それに対してケアは，治療が不可能な状態になった末期がん患者に対して，日常の生活支援や精神的援助を行う場合に用いられる．末期がん患者の生活全体を支えて，その人らしい生活への援助をすることはケアであり，キュアよりも包括的概念であるといえよう．

第1節　ケアとは何か
（1）ケアの原義

　ケア（care）を英和辞典[1]で調べると，名詞と動詞の訳語がある．名詞としては，①気がかり，心配，②心配事，苦労の種，わずらわしい務め，③心配，用心，④関心，配慮，⑤世話，監督，保護などである．そして，動詞としては，①気にかかる，気をもむ，心配する，②気にする，関心をもつ，③〜したがる，欲するなどである．そして，care for となると，世話をする，めんどうをみる，心配してやる，かばうなどとなる．care という語は，古い英語では caru と書き，conscious, concern などとも近い関係をもっている．

　以上のことを総合的に考えると，care の原義は「心配する」，「気をもむ」という日本語が当てはまるようである．「心配する」，「気をもむ」という意味に注目して，その「心配する」主体・対象・内容について考えてみると，「心配する」主体と対象の，2つの方向性があることがわかる．心配の対象が「自分」の場合には，心配して，気がかり，思いわずらう，苦労するなどの意味になる．心配の対象が自分である場合には，心の働きの方向性は，自分の内面的働きに力点が置かれていて，その結果，私が心配する，私が思いわずらうなどの意味が出てくる．それに対して周りの人に力点が置かれると，何かについて配慮する，気をつける，世話する，かまうという意味になる．「心配する」という行為が，主体か対象かという違いが，異なる意味を生み出すのが care という語である．こうしてみると care には心配する出来事と care される出来事が同時に起きている．ケアは同時的，共感的経験という特徴をもつといえる．

（2）ケアという行為

　ケアが医療の中で，重要な概念として取り上げられるようになったのは，医学的治療がこれ以上不可能になった人が，残された人生をできるだけ質の高い生活を送ってほしいという願いがあったからである．死ぬことは避けられないが，残された時間を「人間らしく」，「その人らしく」充実した時間を過ごせるようにとケアの重要性が認識された．ケアの中心は，疾患（disease）よりも，人間としての患者（sick person）である．疾患をもった人のQOLを高めるのであるから，ケアする人はマニュアル的に患者に関わるのでは不十分である．尊敬と労りの思いをもって患者に関わる必要がある．ケアする人は自分が患者になった場合を想像しながら，患者の必要とするものに応えようとする姿勢が必要である．ケアする人が，患者の前に立って上から下に向かってケアするのではない．患者の目の高さ，痛みのレベルに視点を置き，一緒に苦痛や時間，空間を共有しながら患者の必要に応えるのがケアである．特に不安や恐怖，孤独感の強い人には一緒にいるだけでケアすることになる．

　ここで哲学者ミルトン・メイヤロフが考えるケアを紹介する．

　哲学者ミルトン・メイヤロフは，『ケアの本質』[2)]という本の中で，「1人の人格をケアするとは，最も深い意味でその人が成長すること，自己実現することを助けることである．例えば，わが子をケアする父親を考えてみよう．彼はその子を，その子自身が本来もっている権利において存在するものと認め，成長しようと努力している存在として尊重する．彼はその子にとって自分が必要であると感じているし，その子の成長したいという要求に彼が応えることによって，その子が成長するのを助けているのである．ケアすることは自分の種々の欲求を満たすために，他人を単に利用するのとは正反対のことである．私が言おうとするケアの意味を，もう1人の人格について幸福を祈ったり，好意をもったり，慰めたり，支持したり，単に興味をもったりすることと混同してはならない．さらに，ケアするとは，それだけで切り離された感情でもなく，つかの間の関係でもなく，単にある人をケアしたいという事実でもないのである．相手が成長し，自己実現することを助けることとしてのケアは，1つの過程であり，展開を内にはらみつつ人に関与するあり方であり，それはちょうど，相互信頼が深まり質的に変わっていく関係を通して，時とともに友情が成熟していくのと同様に成長するものなのである」（13〜14頁）と述べている．

　メイヤロフの基本的なケア理解は，「ケアとはその人が成長すること，自己実現を助けることである」にあり，彼はこの基本的理解を，教育，芸術，医療にも適応できる概念として発展させている．

（3）ケアの中心

1）ケアの中心は人間である

　ケアの中心は，人間全体に向けられている．キュアの関心の中心は身体部位の疾患であるが，ケアは人間全体に関心を向けている．ケアとキュアは関心の中心が反対である．ケアは治療が不可能の場合でも，人間が人間らしく生きられるようにするための援助であり，そこでは身体が部分として問題になるのではなく，人間全体のQOLの向上がケアの目的になる．具体的に

は，心の問題，人間関係，社会経済的問題など患者のQOLを向上させるための援助である．

2）共感的意識

先に「心配する」（ケア）の対象が2つあることを述べた．気をもむ私が，危機にある人に心を配るのである．ここでは，援助者も被援助者も共に心を傷めているのである．つまり，ケアには，ケアする人とケアを受ける人が，共感的関係にあり共通体験をしているという事実がある．ケアを受ける患者の痛みを，ケアする医療者も共有するこの共感的意識がケアの中心にはある．

3）相互依存的関係

ケアは，上記2）で述べたように体験を共感する．この体験を共感するという点から，実はケアする人が逆にケアを受ける立場に立つという転換が起きている．ケアされる立場にある高齢者が，ケアしている医療者に生きがいを与え，生命の充実感を与え，自分の賜物に気づかせ，自己成長の機会を与えているのである．このようにケアする人がケアされる人から多くのケアを受けるのは，互いの間にある相互依存的関係による．お互いを成長させるよい意味での相互依存的関係がケアには存在する．

4）患者と医療者の水平な関係

ケアはキュアが不可能なときにも，患者や家族と一体化することで，彼らを見捨てず新たな生きる可能性を見い出そうとする意欲を引き出す．ケアは，患者と医療者との間に共感的関係を生み出す中心的概念であり，そのため患者と医療者が水平関係をもち，一緒に生命を共有しながら生きるのである．同じ地平に立てば，医療者は自分が患者の立場に立った場合に置き換えて，患者にとって必要なケアを行える．

5）患者と共にあるもの

今まで述べてきたことに類似するが，ケアは共に担い合うことである．ケアする者がケアされるということが起きる．キュアは治療する者と受ける者との立場が同じ地点にはない．この両者の関係は上下関係にある．キュアという行為は，治療が可能な疾患に対してだけ行われる行為である．だから，キュアできない疾患の前には，治療者と患者との間の関係はなくなってしまう．しかし，ケアは共にいることが中心である．いかなる患者でも一緒にいることが可能である．患者を独りぼっちにさせないという精神がケアには存在する．

第2節 スピリチュアルケアがもたらすもの

スピリチュアルケアには提供者（以下，プロヴァイダー）と受け手が存在する．死の危機にある患者の人生を根底から支えるものがスピリチュアルケアであるが，実はスピリチュアルケアを提供する側も多くのものを与えられているのである．スピリチュアルケアに携わることは，しばしばプロヴァイダーにとっても非常に貴重な体験になっている．

(1) スピリチュアルケアを受ける側（患者・家族・スタッフなど）

1）慰め

スピリチュアルケアの第1の役割は，患者と家族の魂の痛みや叫びを徹底的に聴くということである．魂の苦痛，願望，叫びを聴いてもらえたとき人は慰めを感じるものである．自分の心に押しこんでいたものを口に出して言うだけでも人の心は軽くなる．そして，わかってもらえた，理解してもらえたと感じたとき，孤独感や疎外感から解放されて深い慰めを実感する．

慰められると，人は生きる力が湧いてくる．孤独感などが消えて，一緒にいてくれる人がいると実感しそれが救いとなる．

2）生きる意欲

重い圧迫感，抑圧感，罪責感から解放されると，患者は自分の中に新たな生命が回復しているのを感じる．この生命の回復は，生きる意欲を引き出すものである．生きていることに感謝を感じられると不思議な力を感じ，病気や死との直面からくる肉体的，精神的，社会的苦痛はあっても，それにめげずに生きる意欲が湧いてくる．

3）生きる意味・目的

スピリチュアルケアの中心的問題は，患者の生きる意味や目的への援助である．この点については，多くの研究者たちが一致している．死が避けられない患者とって，残された生命の意味や目的を探すことは容易ではない．何かを生み出すことがまったく不可能になった状態では，生きる目的が失われ，生きることが負担になる．特に，家族への負担や，周りの人に迷惑だけをかけるような状態の中での生きる意味，目的を探し出すことは困難である．このような状態での生きる意味や目的は，自己の「存在」に意味を見つけ出す必要がある．人間を超えた視点から自分を見直すことが求められる．永遠的視点からみると，今日という時間も，1週間先も，1年先も一瞬の出来事である．また宇宙的視点からみれば，「わたし」という存在は大きな宇宙の一部である．一部であっても，確かに宇宙の一部であるという確かさをもっている．

4）将来の希望

スピリチュアルケアを受ける人とって，明日に向かって希望を見つけ出すことは重要な課題である．明日があることを楽しみにできるとき，人は今を生きることができる．また，明日を生きることができる．スピリチュアルケアがもつ視点は，現在の生命に限らない．人が生まれる前，人が死んだ後という時間の幅をもっている．生まれる前の人生と死後の人生がスピリチュアルケアでは扱われるので，死後の希望がみえてくる．明日への希望は，宗教的極楽浄土や天国を指す意味から，現在の苦しみから解放されるという逃避的意味まである．さらに，将来に何かが存在すると思うことで希望が生まれてくる．死後，両親に会えるのが楽しみですと言って死を迎えた人がいた．また，まだ見たことのない宇宙の世界を楽しみにしていた科学者がいた．それは，将来への好奇心，関心事，興味，期待，探求心などである．各々程度の差はあるが，誰もが将来に何かが存在しているという仮定をもっている．その仮定の真偽は，今，この世界では判断できない．しかし，その存在するであろうという思いは，将来の希望となって死の恐怖を和らげる．

5）罪責感・悔いなどからの解放

スピリチュアルケアでは罪責感，悔い，後悔，反省などからの解放が大きなテーマである．スピリチュアルケアでは，罪責感が強く安心して死にきれないという人へケアする．「あれは失敗でした」，「あんなことはしなければよかった」，「私のいたらなさのためです，今では反省しています」，「許してもらいたい」，「どうしたらいいのか迷っています」などと告白する人は多い．このようなスピリチュアルペインは他人には小さく見えても，本人には魂を押しつぶされるほどの痛みである．スピリチュアルケアを行うことによって罪責感，後悔の念から解放されていく．

（2）スピリチュアルケアを提供する側

スピリチュアルケアは，医師，看護師，検査技師，理学療法士，ソーシャルワーカー，チャプレン，ボランティアなどによって行われる．ケアされる者はケアされることで慰めや希望を与えられることは先に述べたが，ケアを提供する人自身がケアされる側から与えてもらうものがある．

1）深い自己洞察

人の死の前に立ちすくむ人もいるし，避けて逃避する人，あるいは死に直面した人が自暴自棄になり『早く死んでしまいたい』と言い続ける姿をみて，無力感を抱く人もいる．一方で，末期がんを告げられたときから，人生を真剣に受けとめなおして，それまでの人生とは質的にまったく異なる人生を生きた人達がいる．

このような人々に出会うと，彼らに関わる私自身が，心の深みから癒される感覚をもつ．このときの癒しの感覚は特別のものである．目の前にいる人が，死に直面しているとは思えないほどの落ちつきと，人間的質の高さをもっている．その質の高さは，目の届く高さではないから，それがどこからくるのだろうと不思議にさえ思うのである．そのような人に出会うと，人間の価値は所有物や社会的名声ではなく，生き方の質的豊かさであり，深さであり，優しさであると教えられる．その人の肉体は滅ぶであろうが，死の危機の中で磨かれた人間的質は特別の輝きをもっている．生きているだけで価値のある人生である．厳しい苦難の中でも，人は自分の人生を積極的に肯定できるのだということを証明している．このような患者の生き方そのものが，ケアを提供する側に新たな自己洞察を与えて，自分自身の人間理解が豊かになり深められるのである．

2）自己の解放

スピリチュアルケアにはさまざまな方法があるが（第11章参照），どの方法でスピリチュアルケアを行うにしても，患者に関わることで自分の中にある死の恐怖や不安，あるいは自分の人間理解の浅さや，自身の人格的未熟さに気づかされる．自分の不十分さに気づくとき，そこから成長への道が開かれる．成長への道は，既成概念や価値観，固定的・保守的思考から自己を解放し，新たな価値観，人生観，世界観に導くのである．

3）信じることの重要性

信じることとはまかせること，握っていた手を放すこと，自己執着から自分を解放することである．これは，死に直面した人にとっては重要なことである．限られた人生ではすべてを自分で検証することはできない．今あるものを信じるしかない，任せるしか仕方がない．それは同時に，ケアを提供する側にも信じることの重要性を伝えることとなる．

4）人間の深みの世界に触れる喜び

危機的状況は人間の極限に触れる機会である．死の危機にある患者に触れる機会は，人間のもっとも深いところにある問題に触れさせてくれる．普段は触れることのない挫折体験，信頼関係の問題，信仰の問題などがケアする側に開示される．挫折や失望の中でも，人の支えを得ながら生きる患者の生きざまをみることは，人間の深みの世界に触れる何にも変えがたい喜びなのである．

5）時間の有限性

死に直面することは，人生が区切られることである．残された時間が極端に限定されると多

くの人は混乱し，戸惑い，無力感にとらわれる．しかし，限られた時間の一瞬一瞬をむしろ，実存的に生き始める人もいる．一日一日を健康なときの1ヵ月の時間的重さをもって生きる人がいる．このような生き方は，ケアを提供する側にも有機体としての人間の，限られた時間というものを認識させてくれる．

6) 生の広がりへの認識

死に直面した人ほど孤独を感じる人はいない．そうなると，自暴自棄や無力感に襲われやすい．しかし，残された短い時間を生きる自分を支えている周りの人の善意，好意，親切，思いやりなどに気づき，人間的成長をする人もいる．このような人は，ケアを提供する側に人と人とのつながり，家族や友人，同僚，共同体・社会などという人間の集まりの広がりを教えてくれる．さらに，自分の「いのち」は自分一人の「いのち」ではなく，他の人々と共通するものであることに気づく．この事実は人類，歴史，地球などという面々とした人の広がりにつながり，一人の生命の価値は，人類の生命の価値につながっていることを教えてくれる．

文　献

1) ランダムハウス英和大辞典．小学館，1979
2) Mayeroff M：On caring. Harper and Row, New York, 1971（田村　真，向野宣之（訳）：ケアの本質．ゆみる出版，pp 13-14，2000）

第7章 スピリチュアルケアを必要とする者

　一人の人が末期の病を患うと，その患者自身がスピリチュアルケアを必要とすると同時に，家族やチームスタッフもケアを必要とする．ここではそれぞれの場合を取り上げて概観する．

第1節　患者

　患者がスピリチュアルケアを必要とするのは，特に患者が自分の人生について考えるときである．自分の負わされた人生について疑問をもつとき，患者は「なぜ，わたしはこんな病気で死を迎えなくてはならないのか」という問いをもつ．このとき患者は，スピリチュアルケアを必要としている．なぜなら，この質問を投げかけるとき，患者はこんな病気で死を迎えなくてはならない現実に戸惑い，不条理を感じ，怒りをもっている．そう感じている自分を受けとめ，受け入れることができないで助けを求めている．それはつまり戸惑い，不条理，怒りを感じている患者自身を受けとめてくれる対象を強く求めているのである．その意味でスピリチュアルケアをもっとも必要とするのは，患者自身であることに注目しておきたい．患者が十分なケアを受けることができれば，家族や医療者のスピリチュアルペインは緩和されることになる．

第2節　家族

　スピリチュアルケアを必要とする人は，患者だけではない．末期がん患者を抱える家族もまた，スピリチュアルペインを感じている．それは，患者への愛が深ければ深いほど，家族と患者の一体感も強いからである．そして，その一体感が強いだけ，家族も患者の身体的病状変化や精神的浮き沈みにそってスピリチュアルペインを経験している．

　米国の研究[1]では，家族へのスピリチュアルケアの重要性についての報告がある．それによれば，家族へのスピリチュアルケアがなされたとき，その家族は悲嘆からの回復がなされない場合に比べ回復が早いという結果が出ている．

（1）患者の闘病中の問題

　愛する者が死に直面しているとき，家族も苦しんでいる．愛する者が苦悩するのをまのあたりにする家族の痛みは大きい．患者に付き添いながら痛みを軽減できない自分の無力さも大きい．家族は患者の入院，治療方針，医療機関の選択などで患者と同等の役割をもつ．したがって，患者が苦しんでいるのをみると，苦しませているのは自分の判断や知識が足りないからではないかという自責の念をもってしまうのである．

（2）家族の役割や責任

　患者と家族の関係が深く一体感が強いと，家族は患者の苦痛に引きずり込まれて自分を失いやすい．患者の病状に一喜一憂してしまうことで，家族としてなすべきことがみえなくなってしまう．しかし，いよいよ死が近づいたとき，家族は死後の現実的な問題など判断すべき事柄

が起きてくるので，家族としての役割や責任を自覚し続けることが必要である．スピリチュアルケアは，目の前の事柄からいったん目を離して，それぞれの家族役割や責任を客観的な見地から見直しさせるものである．

（3）告知

　告知の難しさは，家族が決断できずにいることで明らかである．告知することで患者本人と家族は病気とその苦しみを共に担う立場に立つ．告知せずにいることも辛いが，告知して患者が一緒に苦しむのも辛い．告知をすべきかすべきでないかの判断や，告知した際の苦しみに家族は心身共に疲れ果ててしまうことがある．告知は患者の家族がもつスピリチュアルペインの中でも重要な位置を占める．

　なお，末期がん患者の告知は，10年前に比べて確実に増加している．現代文化の問題点の一つとして，死のタブー視化が非難されてきたことで，今日では患者に告知する方向にあるからである．しかし，だからといって告知が簡単に行われているわけではない．また，機械的に告知すべきではない．末期がん患者の病名告知は，ある意味で死の告知であるから慎重に丁寧に諸条件を配慮しながらなされるべきである．特に，死んだらすべてが終わりだと考えている患者には，十分な配慮が必要である．死は生命の終わりであるが，それで「いのち」が終わるわけではない．「生物的生命」と「いのち」とは異なる．「いのち」は人類が始まって以来，ずっと受け継いできたものである．「いのち」は各個人に分け与えられてきた．この人類共通の「いのち」に与かっていることへの驚き，喜び，特権を味わうことは深い意味がある．「いのち」はまた，人と人とのつながりをもつものだから，人が亡くなることで消えてなくなってしまうものではない．「いのち」は遺された人の心の中に生き続けていくのである．このような生命観は，死に直面した人に新たな視点を与え，人を慰め支えるものである．告知に伴う家族の苦しみに対して，スピリチュアルケアが特に必要とされる．

（4）喪失感

　愛する者の死後，その家族は喪失感が大きくてなかなか立ち直れないで苦しむことがある．喪失感の原因の1つは，亡くなってしまった人がどこへ行ってしまったのかわからないということがある．もし，愛する者が死んだとしても，再び会うことができるという希望をもてたならば，死は一時の別れでしかない．再会の希望が残されている．このような再会の希望がもてるのは，スピリチュアルなものを信じられるときである．

第3節　チームスタッフ

　ホスピス，緩和ケアに携わる医療者はもちろん，一般病棟の医療者にとっても病気や死に直面した人々と関わることは，肉体的，精神的ストレスが高い．年若くして末期がんに襲われた患者とその家族に関わる医療者も，患者や家族の直面している苦痛につぶさに直面して心を痛めることが多い．患者や家族の抱える厳しい現実に関わることで，なぜ，このような不幸があるのかと悩む．苦痛を共有すればするほど，医療者はスピリチュアルペインで苦しむことになるので，自らがスピリチュアルケアを必要とするのである．

　特に，医療者として最善を尽くしたにもかかわらず，患者や家族の苦痛を緩和できないときには，自分の無力さに苦しむ．このようなケースでは医療者自身が無力な自分を受けとめるために，肉体的ケア，精神的ケアが必要であり，さらにスピリチュアルケアが重要となっている．

医療者が自分のアイデンティティを取り戻し，医療者としての働きを継続するには，無力感を負う「わたし」を認め，受け入れ，自分を支えている超越したものの意志を認める必要がある．

人間の死を無機質な死として処理しないためには，自分の無力さを認め，受け入れる人間性が必要である．それはスピリチュアルケアがあってこそ可能なのである．

文　献

1) Van de Creek L, Burton L (eds)：A white paper-professional chaplaincy；its role and importance in healthcare. *J Pastoral Care* **55**：81-97, 2001

第8章 スピリチュアルケアの実践手順

第1節 スピリチュアルペインの評価と目標の設定

スピリチュアルケアを行う際,最初にしなければならないことはスピリチュアルペインの評価(スピリチュアルアセスメントについて詳細は第10章参照)と,スピリチュアルペイン緩和のための目標設定である.まず,患者のスピリチュアルペインを評価し,どのようなスピリチュアルペインが具体的問題として存在しているのか,たとえば過去の失敗を悩んで苦しんでいるのか,あるいは死を恐れて怯えているのか,また,その具体的問題の緩和方法は何かなど,それらを明らかにしたあと具体的な目標を立てる必要がある.目標の基本はスピリチュアルペインの緩和であり,患者の生活の質(QOL)を高めることである.

第2節 チームワークの形成

スピリチュアルケアを行う人はさまざまな名称でよばれる.スピリチュアルケア・プロヴァイダー(spiritual care provider),スピリチュアルケア・ギヴァー(spiritual care giver),スピリチュアルケアラー(spiritual carer)などである.日本語では霊的援助者,霊的提供者と訳せるかもしれない.彼らは,患者のスピリチュアルペインを緩和し,スピリチュアルニーズに応えていく人である.彼らの備えるべき資質や訓練は後に述べることにするが,ここではチームを形成することの意義について触れておく.

(1) 多様なスピリチュアルニーズに応える

すでに述べたように,患者のスピリチュアルペインは各個人で異なっている.そこでその対応にはさまざまな方法を用意する必要がある.性別,年齢,職種,経験,宗教,生育歴,興味,趣味,家族関係,価値観,世界観など異なるスピリチュアルケア・プロヴァイダー(以下,ケア・プロヴァイダー)がいることは,患者のニーズに応える幅を広げることになる.女性患者は,男性のケア・プロヴァイダーには相談しにくい場合もあるかもしれない.また,若いケア・プロヴァイダーには,高齢者が心の悩みを打ち明けにくいこともある.また,宗教者よりも一般の人のほうがよいという患者もいる.そのためにスピリチュアルケアをチームワークで行うことで,ケアの可能性を広げることがよい.

(2) 医師,看護師

スピリチュアルケアを十分に行うとすれば,すべての医療者がスピリチュアルケアを学び,理解を深め,多少の実践ができるように備えておくべきである.医師や看護師はスピリチュアルケアを行う時間的余裕はない.ただし,もっともよく患者の肉体的精神的状態を知っているのであるから,患者のスピリチュアルペインにまず対応して,必要に応じて適切なケア・プロヴァイダーに紹介できる能力を身につけておく必要がある.

第3節 プロセスを認識する

　スピリチュアルケアの方法は多様である．その多様なケアを患者の病状変化に伴って変えていく必要がある．肉体的病状の悪化によっては自分の人生の意味や目的を思考することが困難なときがある．また，病状が比較的安定しているときには，人々との交際を楽しむことができるから，自分も元気になりたいと望むかもしれない．しかし，病状悪化が顕著になり，死が決定的になると回復を望むよりも，死を前提として苦しまないで死にたいとか，死後の生命に関心が向くかもしれない．家族にとっても少しでも回復の望みがあれば，患者の病気回復を熱心に求めるかもしれない．病状の変化に伴ってスピリチュアルな関心事が変化するので，プロセスの認識は重要である．

第4節 効果の評価

　スピリチュアルケアにはこれで終わりという限度がない．また，患者へのスピリチュアルケアを怠ってもケアする者が痛むわけではない．ケアを受けないで苦しむのは患者自身である．ここに，効果に対する評価が必要となる．常に患者の立場に立って，適切なケアがなされたかどうかを評価することが必要である．評価では患者のスピリチュアルペインは何か(種類)，その苦痛の程度はどのくらいか，苦痛緩和の方法やケア・プロヴァイダーについて評価する．特に，今までスピリチュアルケアを受けたことがない人の場合には，患者の宗教的背景，生い立ち，家族関係，人生観，死生観などを十分に分析して適切に対応する必要がある．

第9章　スピリチュアルニーズ

はじめに

　スピリチュアルケアを行う際に，最初に大切なことはスピリチュアルニーズを知ることである．スピリチュアルニーズの存在に気づかなければスピリチュアルケアはありえない．しばしば，患者が訴えるスピリチュアルペインが医療者にわかってもらえず，患者は苦痛を抱えたまま死を迎えることもある．スピリチュアルケアを行うには，スピリチュアルニーズの存在をまず把握するよう努めなくてはならない．

　さて，スピリチュアルニーズの評価にあたって，どのようなことが問題となるのかを述べる．まず第1は，スピリチュアルペインの存在を見分けることであり，スピリチュアルペインの有無を認識することである．第2は，スピリチュアルニーズの程度を明らかにすることである．強度の苦痛なのか，あるいは軽度の苦痛なのか，あるいは緊急性を要する苦痛なのか，あるいは簡単に応えられる苦痛なのか，それらを明らかにする必要がある．第3はスピリチュアルペインの内容を分類することが必要である．

　スピリチュアルペインはさまざまな方法で表出される．たとえば言語，身ぶり，仕草，身の回りの持ち物，人間関係，趣味，関心事などである（図6）．以上のような方法の中でも，言語による表現が特に多い．けれども，スピリチュアルニーズが直接的に表現される場合と間接的，あるいは無意識に表現される場合がある．直接『天国はあるのですか』，『死んだ後，人はどこに行くのですか』と質問してくる場合には，スピリチュアルニーズの存在は認知しやすい．しかし，『私の祖母はクリスチャンでした』という言葉が，間接的に天国への願望であったとわかるには正しい状況理解が必要であるし，場合によれば継続的会話が必要となる．対話を重ね傾聴するうちに信頼関係が深まり，心を開いて内面的不安や苦悩を話せるようになって初めて，死後の生命に患者が不安をもっていることがわかってくる．このような間接的表現の中に，死に直面した人のスピリチュアルニーズを見つけ出すことは簡単なことではない．まして無意識の世界に抑圧されたスピリチュアルペインは，本人にはまったく認識がない．したがって，ケア・プロヴァイダーにもほとんど認識できない．継続的に対話が続いていく中で，患者が無意

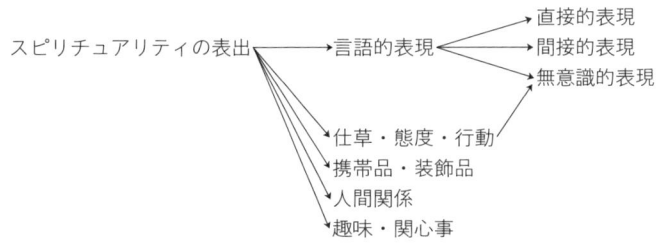

図6　スピリチュアルペインの表出形態

スピリチュアリティの表出
- 言語的表現
  - 直接的表現
  - 間接的表現
  - 無意識的表現
- 仕草・態度・行動
- 携帯品・装飾品
- 人間関係
- 趣味・関心事

識に口にした言葉の中に，スピリチュアルペインの表現が含まれていたことを後になって気づくこともある．

なにげない会話の中で出た『私の家の近くに教会がありました』という患者の言葉に，教会のクリスマスの思い出やクリスマスプレゼントなどの楽しい思い出があり，教会にもう一度行ってみたいというスピリチュアルペインがあったと認識するには時間が必要である．

また『海の見える丘の上に墓を買い求めた』という言葉が，スピリチュアルペインの表現であることはなかなか理解しにくい．はじめこの言葉は，墓を買ったという事実を述べたものとして理解したのだが，後にわかったことは海に対する憧れがあった．海に表徴されているものは，大きな海原で，地球誕生以来，生命を生み出した母なる海である．生命を生み出す母胎という点で，海と母とを同一視している．生命を生み出し無条件に自分を受け入れてくれる海への願望が隠れているようにみえる．人生に疲れたこの患者が行くべき終着点に母が待ち，悠久の変わらない大海原が待っているという願望である．だからこそこの患者は海の見える丘の上に墓を買い求めていた．

患者と対話を重ねていくうちに，『海の見える丘の上に墓を買い求めた』という言葉に，スピリチュアルニーズがあったことに気づくのである．

第1節 言語的表現

スピリチュアルペインを見分ける重要な方法は，患者の言葉に注目することである．上記で述べたように，患者の言葉の中にスピリチュアルペインが現れることが多いからである．

患者は重篤な病を負い，限られた体力の中で語る言葉数は多くはない．それだから少ない言葉に込められた重い意味を，しっかりと受けとめることが必要である．語られた言葉には，叫び，苦痛，願望，期待，希望，祈りなどが多い．

W・キッペスは著書『スピリチュアルケア』[1]の中で，スピリチュアルペインは「叫び」として現れるとして，具体的な表現を挙げている．

「迷惑をかけたくない」，「お世話になるのは辛い」，「自分は邪魔するもの」，「役に立つ人間でありたい」，「なぜ私はこんなに苦しまなければならないのか」，「働けなければ自分には価値がない」，「和解したい」，「なぜ私の子どもは死んだのか」，「なぜ神は私にこうした苦難を与えるのか」，「何のために生きているのかわからない」，「私が死ねばこの子（障害児）がどうなるのだろうか」，「こうして病気であることは何か悪いことをしたバチが当たったからか」，「許してもらいたい」，「そのつもりではなかった（死に臨む）．まだすることがある」，「『神のみ旨』ということをそんなに簡単に言えない．自分になりたい（神の掟に縛られずに，自分の思うように生きたい）」，「もういかせてほしい」，「楽にさせてほしい」（90頁）などである．

スピリチュアルペインは，おおむね6つの種類に分類することが可能である．表3はスピリチュアルペインの6つの種類，具体例，解釈，解消法，注意点をまとめたものである．スピリチュアルペインを見分ける際参照されたい．

第2節 スピリチュアルアセスメント・シート

ここではスピリチュアルアセスメント・シートについて簡単に触れる．

スピリチュアルアセスメント・シートはいくつか作成されているが，標準化されたものはな

表3 スピリチュアルペイン分類表

種類	具体的苦痛	解釈	解消方法	注意点
生きる意味・目的・価値の喪失	①早く死んでしまいたい ②生きていることに疲れた ③早く楽にしてほしい ④いつまで苦しませるのか ⑤何のために生きていなくてはならないのか ⑥早くお迎えがくればいいのに ⑦人の世話になっていつまでも生きているのが辛い	①「生きる」ことに中心がある ②苦しさや死の接近によって，現在の生を生きる意味・目的を失った状態	①生きる意味・目的などが見つかるようにケアする ②自己の外から眺めることで新しい意味や目的を発見する ③あるいは，自己の内面を探ることで納得できる新しい意味・目的を見つける	傾聴しながら自分で見つけ出せるようにケアする
苦難の意味	①なぜ，こんなに苦しまなくてはならないのか ②何も悪いことをしたことがないのに ③バチがあたるようなことをしていないのに ④早く死んで楽になりたい ⑤なぜ自分だけがこんなに苦しむのかがわからない	①苦難に中心がある． ②人生の不条理に対する疑問や怒り，反発がある ③苦難に値する悪い行為はしていないと主張している	①本人の疑問や怒り，反発を受容する ②苦しみに新しい意味を見つける ③苦しみに耐える力をもつ ④苦しみを乗り越えるほどの愛情が注がれているのに気づく	①苦難に対する決定的解答はない ②自分が受け入れられるものを探すケアが必要である ③早急な解答を与える必要はない ④傾聴が重要
死後の世界	①死後の世界なんてあるのか ②本当に天国や地獄があるのか ③死んで無になるのが怖い ④死んだらどこにいくのか	①死後の世界が消極的に受けとめられている ②それを積極的方向に変える必要がある	①死後の世界の存在は，客観的に証明は不可能である ②死後の世界への信仰は末期患者に希望となる ③それぞれの患者が信じる死後の世界を本人に尋ね，その世界が現実化するケアをする	①多くの人は死後の世界があることを望んでいる ②死後の世界をイメージできるケアをする
反省・悔い・後悔・自責の念・罪責感	①私の人生は失敗や後悔の連続だった ②こんな自分では死にきれない ③自分の人生をもう一度やり直せればと思う ④もっとやるべきことがあるのに ⑤やり残したことができないのが悔しい	①死の接近は人生を締めくくる準備を促す ②人生を回想すると反省，悔い，後悔が起きてくる ③反省，悔い，後悔の背後には，挫折・失敗・恥の体験がある	①反省や悔いの感情を表出できるようケアする ②反省，悔い，後悔の内容を聴き出して，本人をあるがままに受け入れる ③自己に誠実であることが救いとなる ④失敗や過誤，犯ちなどが赦される道を見つける＝神仏の赦し，愛情，慈悲，救いにあやかる	①悔いや反省などの感情，気持ちが出たときには，それを否定したり，無視したりしないほうがよい ②反省などの対象は多岐にわたる．自分，家族，友人，同僚，仕事，生き方，価値観など
超越者への怒り	①神も仏もいない ②生まれてこなければよかった ③人生がまったくわからない	怒りをぶつけるところを必要としている	①怒りを聴きながら，心の落ちつくのを待つ ②傾聴しながら，怒りをぶちまけている自分に気づかせる ③患者の怒りを聴いている存在（神仏）がいることに気づくケアをする	①ぶつけるところのない怒りを超越者にぶつけている ②理屈，説明，弁護，解釈は不必要で，傾聴が重要
赦し	①悔しくて，死にきれない ②できれば仲直りしたい ③わかってもらえないのが悔しい	人間関係の問題であるが，超越者との関係でしか解決できないこと	①人にはわからなくても，神がみています ②真実をわかっているものがいます（神仏など）	人間の限界の外にいる神仏に視野を広げる

い．海外ではホスピス・緩和ケア病棟へ入院した際に，チャプレンが面接して患者のスピリチュアリティの状況を把握することが多い．米国は多宗教国家であるから，各患者の宗教的背景を正しく把握しておくことは必須である．患者本人の宗教，所属教会（教団，教派など）はもちろん，緊急の場合の連絡先（宗教関連の人物）を記入するようになっている．

　このようなスピリチュアルアセスメント・シートは，患者の表面的な情報を得ることはできるが，宗教心の深さの程度は明らかにできないので，患者本人の宗教的あるいはスピリチュアルな事実を正確に把握するものではない．患者の内面的出来事を明らかにできるスピリチュアルアセスメント・シートが必要であるが，いまだ完成されてはいない．評価のプロセスによって，患者自身が自己のスピリチュアリティ理解を深められるようなスピリチュアルアセスメント・シートであることが望ましい．このようなシートができると，チャプレンだけの経験に頼るスピリチュアルケアから解放されて，誰でも可能なスピリチュアルケアの道が開かれることになる．このようなスピリチュアルアセスメント・シートは，患者の入院中に必要に応じて実施することで現状を把握し，ケアへの計画に役立つものである．

文　献
1) W. キッペス：スピリチュアルケア．サンパウロ，p 90，1999

第10章 スピリチュアルアセスメント

スピリチュアルアセスメントとは
(1) スピリチュアルアセスメント
　スピリチュアルアセスメントは直訳すれば，霊的評価となる．患者が死の危機に直面して体験しているスピリチュアルペインの種類，程度，特徴などを明らかにしようとするものである．精神科医の江畑敬介は[1]，「アセスメントの目的は治療関係を樹立し，治療とリハビリテーションを効果的にするための評価をすることである」と述べている．

(2) スピリチュアルアセスメントの目的
　スピリチュアルアセスメントの目的は，患者のスピリチュアルな問題（スピリチュアルペインの種類や程度など）を適切に把握し，それに応えて患者のスピリチュアルペインを緩和し，その結果，患者や家族の生活の質（QOL）を高めることである．具体的には，今，ここに生きる意味を見い出し，死後の生命が確信でき，悔いが解消して人々に感謝の念を述べることができることである．

(3) スピリチュアルアセスメントの本質的問題
　スピリチュアルアセスメントでは，まず，スピリチュアルアセスメントは可能かという本質的な問題に直面する．スピリチュアルペインの存在を認めない人には，スピリチュアルアセスメント自体が不可能ということになってしまうからである．

　仮にスピリチュアルペインが存在するとして次に問題になることは，スピリチュアルペインの測定が可能かという問題である．スピリチュアルペインは客観的にみえるものではない．体重や身長を測るようにはいかない．測定する人と患者との人間関係の中で表面化するスピリチュアルペインは，客観的測定が困難である．スピリチュアルなものは，固定的，静的なものではなく，人と人との関わりの中で沈潜したり表面化するものなので，質問票を用いて測定したものが患者の内的出来事を的確に評価し，スピリチュアルケアに有益な事実を明らかにできるかどうかという点では疑問がある．現時点においては，スピリチュアルアセスメントにはこのような問題が存在していることを認識しておくことが重要である．

(4) スピリチュアルアセスメントの多様性
　精神科医の江畑敬介[1]は，精神科患者のアセスメントの種類を分類している．この分類によれば，それぞれの職種や目的によってアセスメントの基準が異なることが明らかである．アセスメントの目的はアセスメントする職種によって異なる．つまり，医師や看護師，医療社会福祉士，チャプレンなどのどの職種の人がアセスメントを行うかで，異なるアセスメントの基準が必要となる．このことはスピリチュアルアセスメントの多様性を表している．

(5) アセスメントがもつ問題

　先に述べたようなスピリチュアルアセスメントの多様性が招く問題がいくつか存在する．それはまず，①スピリチュアルペインをアセスメントする際に，その「指標」が何であるかが明確になっていない．言いかえればどのような指標がスピリチュアルペインを代表するものとして適切なのかが明らかになっていない，②スピリチュアルアセスメントは，その結果がアセスメントする人の強い影響を受けやすい．なぜならば，アセスメントする者は，スピリチュアルペインを開示する人との間に信頼関係が築けていることが必要だからである．信頼関係が築けていなければ的確にスピリチュアルペインを把握することはできない．アセスメントする人によって結果が異なるということは，客観的結果を得られないということになる．そのために現在のところ，標準的なアセスメントの方法は確立されておらず，アセスメントする人によって結果が異なり，信頼できる客観的結果やデータを得ることが困難であり，それは客観性や信頼性に問題があるということになる．スピリチュアルペインを引き出す方法がまだ確立されていないので，その意味ではすべての人がアセスメントを行えるわけではない．

(6) 医療現場でのアセスメント

　医療現場では，スピリチュアルペインのアセスメントがもつ意義は大きい．医療現場には患者や家族がスピリチュアルペインで苦しんでいる現実があるから，スピリチュアルペインのアセスメントができれば，それに応じた具体的ケアが可能になる．患者のスピリチュアルケアの重要性を認めるならば，アセスメントもまた重要なものになる．このようなアセスメントの必要性があって，外国ではすでにそれぞれの医療現場におけるスピリチュアルニーズを満たすためのアセスメントシートが作られている[2]．

(7) 評価者の拡大

　スピリチュアルアセスメントの有効性が高まれば，スピリチュアルアセスメントのための指標や項目が明確になるので，アセスメントを行う者は指標に注目すればよいことになる．指標に注目すれば，誰でもスピリチュアルペインをアセスメントすることができる．そうなればアセスメントする過程で，ケアが行われることもあるだろう．その意味でアセスメントは，ケアの一環に含まれると考えてもよい．このようなアセスメントができると，特定の人しかできないと考えるスピリチュアルケアが，多くの人の手によって行われるようになる．

文　献

1) 江畑敬介：アセスメントの目的とその進め方．精神科臨床サービス　**1**：166，2001
2) Fitchett G：Assessing spiritual needs；a guide for caregivers. Augsburg Fortress, Minneapolis, 1993

第11章　スピリチュアルペインへの具体的ケア

はじめに

　ここでは，スピリチュアルペインに応えるための具体的なケア方法について述べる．スピリチュアルケアの具体的方法には多様な方法が可能である．また，患者によって必要なケアの種類が異なるので，1つの方法だけですべてのスピリチュアルペインに適切に応えることはできない．患者や家族の多様なスピリチュアルペインに応えるためには，できるだけ多くの方法を準備し，必要に即したケアを提供することが必要である．しかし，これらの具体的方法を画一的に行うことは危険である．なぜなら，スピリチュアルペインに応えるという行為は，単に技術的に処理することではなく，スピリチュアルケアを必要とする人の人格の深いところと関わり，かつ，その人の人生観や価値観，死生観とも関わることであるからだ．ゆえに，短期間で処理しようとか，解決してしまおうということは絶対に考えるべきではない．なによりも十分な時間をかけて共に人生を共有し，またスピリチュアルペインを共有する心構えが重要である．

第1節　傾聴・共感・受容

　「傾聴」とは，日常会話での「聞く」よりも，もう少し意識的行為である．日常会話でも話し手と聞き手の間に会話が成り立つためには，お互いの言葉を聞きもらさないように聞かなくてはならない．それでも日常会話の場合はぼんやりと聞いてしまったり，相手の話を聞きながら，同時に昼食のことや仕事などのことを考えていることがある．さらに討論や議論になると，相手の話は耳の片隅で聞いて，自分の主張する論点を意識的に準備することがある．また相手の話を無視して，一人でまくし立てることさえある．これでは相手の話を聴くことにならない．

　これに対して，傾聴とは，相手の言葉，気持ち，感情，願望に全面的に集中することである．自分が相手自身になったようにして，相手の気持ちを感じとり，それを受けとめ，一緒にその瞬間を生きることである．その瞬間は自分と相手との壁が消えて，相手の感情は自分の感情となる．これを「共感」とよんでいる．この共感とは，感情を共有することを指している．相手の感情を自分のものとして体験するのだから，大変な集中力が必要であり，訓練も必要になる．言葉の一つひとつに注意しながら，また言葉を発する際の口調や表情などにも注意しながら，背後にある意味合い（ニュアンス）にも注目する．話し手の感情や情緒が，言葉に意味合いを加えているからである．話し手によって，言葉の意味合いは大きく異なり，正反対の意味合いで使用されることさえある．病人は初めて出会う人には，気分が悪くても元気ですと言ってしまう傾向がある．たとえ多少の熱があっても，医師から『今日は具合いはどうですか』と尋ねられると，『変わりありません』と答えやすい．熱があるとか，食欲がないと伝えることをためらってしまう．世話になっているという遠慮がそう言わせてしまうのである．話し手の置かれ

た状況を十分考慮して，言葉の意味合いをしっかりと受けとめたときに相手の気持ちを聴いたことになる．話し手からすれば，この意味合いが伝わったとき，わかってもらえた（受容）と納得でき，かつ，背負っていた重荷が消えていくのを感じるのである．相手の痛みや苦しみを自分の痛みとして認識する意識的行為である．このような聴き方で相手を受け入れるとき，それを「受容」とよんでいる．

　スピリチュアルペインは，感情の内部に潜んでいることが多い．なぜなら，スピリチュアルペインはその人の生き方やその人自身に関わることなので，しばしば，直接表面に出さずに心の奥底に押し込んでいることが多いのである．だからこそ傾聴，共感，受容というケアが重要になってくるのである．

　以上のことから傾聴，共感，受容は，スピリチュアルケアの中心であるといえる．しかし，これらは単にスピリチュアルペインを聴きとる技術だけには終わらない．傾聴，共感，受容は患者に対する愛の表現である．病を負い死に直面した人にゆっくりと丁寧に耳を傾け，心をわかち合うことは，一緒に時間を共有することであり，かつ苦痛を一緒に負うことであるから愛の行為である．傾聴という方法でケアする者の愛が伝わっていく．

第2節　ナラティブ・ベースド・メディスン

　ナラティブ・ベースド・メディスン（narrative-based-medicine；NBM）はエビデンス・ベースド・メディスン（evidence-based-medicine；EBM）と対比されてよく取り上げられる．検査結果などを重視して治療するEBMに対して，NBMは患者の人生がもつ物語性に注目して，患者を全人的にとらえて関わることを重視する医療である．医療者が患者の人生と関わることで，病気の発生原因や病気の内容が明らかになる．また，医療者が患者の人生経験や生活背景などに適切に対応することで，患者は元気を回復していく．高機能の医療機器に頼りがちになっている現代医療に対して，NBMは患者の人生の物語の重要性に注目している．物語を作っている「わたし」は抽象的存在ではなく，現実的，実際的存在であって，そこにこそ「わたし」がいるのである．その「わたし」が問題をもっているのであるから，現実的「わたし」をみる最適な資料が個人的物語なのである．

　人の人生は，それを基にして小説や戯曲などを書かないとしても，実際には大きな作品になる内容をもっている．一人ひとりの人生に栄枯盛衰があり喜怒哀楽が満ちている．折々の出来事や経験には本人の戸惑い，恐れ，不安，喜び，安堵，歓喜などがおり込まれ，人生の真の姿がそこにある．特に，人生における苦悩，行きづまり，挫折，絶望こそが，「わたし」自身の生き方，人生観，価値観，人間関係などを問い直す機会となり，最終的には「わたし」自身を問うことになる．その物語の中で，スピリチュアルペインやスピリチュアルニーズの真の姿に出会うのである．個人の物語と切り離されたところに魂の問題は存在し得ない．魂の問題はその物語の中で真の意味を表現するからである．NBMの視点がなければ，具体的スピリチュアルケアを行うことは難しいことがおわかりいただけるだろう．

第3節　自己認識に注目する

　スピリチュアルケアを実践するとき，死の危機にある人が自分自身をどのように受けとめているかに注目することが大切である．この自分自身の受けとめ方を「自己理解」，「自己認識」

とよんでいる．危機に直面している人は，しばしば自分自身を「運の悪い人間」，「ついていない人間」，「不運な人間」，「私は馬鹿な人間だ」，「もう誰も自分なんて助けてくれない」など，自暴自棄になって消極的に自分を理解し受けとめていることが多い．「運が悪い自分」という表現は消極的受けとめ方であり，積極的な意味を見い出してはいない．このような消極的否定的自己理解は，自分をさらに苦しめる．

　スピリチュアルケアは，今，ここにいる自分を受け入れ，新たな人生の意味，目的，価値を見つけ出すことへのケアであるから，「わたし」自身をどう理解し，意識し，解釈し，受けとめているかに注目し，それらを一つひとつ見直すことで，新たな理解をもつようにケアするのである．特に，何度か取り上げてきた「存在の枠組み」，「わたし意識」との関係でみるならば，「運が悪かった」というのは自分の人生の良し悪しが，運によって決定されると考えているということである．天のめぐりあわせが悪いというときの「運」が，どのような意味で用いられているかを明らかにしながら，「運」に振り回されている本人の問題に気づくようにケアする．運をつかさどる者がいると想定しているのなら，つかさどる者の存在をどのように理解しているかを明らかにする．それを不公平，非情，無慈悲，冷淡などと理解しているなら，運をつかさどるものを話題にしながら，新たな理解にいたるようにケアする．「運をつかさどるもの」が，公平，善意，愛，慈悲，寛大，寛容に富むもの，との理解がもてれば，そこから積極的自己理解が生まれてくる．

第4節　出会いの効果

　危機状況にある人は，不治の病によって生命が危機にはばまれ，自分に与えられた人生を生きることが負担，重荷，苦痛になり，死に直面した自分をもてあましている．そのような状況における人との出会いとは，1つは苦難を負いきれずに苦しむ自分を受けとめてくれる人に出会うことである．そして，自分を受けとめてもらうとき「わたし」意識がよみがえってくる．

　第2は，親しい友人や尊敬する人物と人格的に出会うことも，新たな生きる力を得，新しい生きがいを発見する機会である．このような人との出会いは，神との出会いとはレベルが異なっている．けれども，人を通して新たな洞察を得たり，あるいは一種の啓示を与えられることがある．それは，神仏からの直接的教えというものではないが，親しい人や友人，尊敬する人，同室の病人を通して示される新たな洞察である．

　第3は自分と同じ病気を負いながら，それを受けとめて生きている人に出会うことである．出会った人の中に自分を受け入れる道を見つけ出すことである．自分一人が苦しんでいると思っていたのに，同じような苦しみを負いながら，自分とは違った生き方をしている人に出会うことで，新たな認識を得ることができる．このような人との出会いは，死に直面した人に新しい「存在の枠組み」，「自己同一性」を与える．それは自分の人生をみつめるときの新しい視点を与える機会となる．具体的には，その人と同じようには生きられなくても，その人の生き方が示している視点，考え方，人生観，価値観を見ることで，自分の生き方を見直す機会となる．死の現実の受けとめ方，死に直面している人の生き方に学びつつ，自分の人生観や価値観を変えていくのである．

　ただし，ここで注意しなくてはならないことがある．それは同じ病をもって強く生きている人をみて，かえって落ち込んでしまうケースもあるということである．これは自分も同じよう

に強く生きなくてはならないと思ってしまい，それが本人の心の負担を増やしてしまう結果になるからである．相手の精神的状態をよく観察しながら，『無理に，そうしなくてもよい』とか，『あなたはあなたのように生きればいいのです』などと伝えることも必要である．

第5節 自然・文化・芸術によるケア

（1）自然との出会い

　スピリチュアルペインやスピリチュアルニーズに応える方法には，自然に触れる方法がある．普段，人は自分自身が自然の一部であるということさえ忘れていることが多い．自己もまた自然の一部であるという事実に気づくとき，自然の中で繰り返される死と誕生の営みが，自然の豊かさや普遍性を示すものとして身近に感じられ，安らぎを得る機会となる．

　自然の営みは，人の介入がなくても動いていく．人間関係に疲れ，傷ついた人にはむしろ自然の営みが慰めとなり，自然への回帰が不思議な期待感となっていく．自然に触れることで，傷ついた魂が慰められることは多い．自然の静けさや生命力，包容力は，死の危機に動揺し，自己を見失ってしまった人の人生の根源を見つけ出すきっかけを与えてくれる．時代を超え変わりなく存在する自然は，死というもので終焉を迎える人間の生命とはまったく異なるものである．

　死によって断絶される生命は，死を迎える人には残酷に映る．しかし，一方で，変わりなく存在し，季節ごとに姿を変える自然の営みは，確かに1つの法則性，恒常性，不変性を示している．このような自然の普遍性に心の目が開かれると，今まで気づかないでいた新たな視点から自分をみるようになる．スピリチュアルケアとは，単に自然の中に患者を連れていくというだけではない．自然のもつ不変性や恒常性に目が向くよう援助し，自分の生命もその法則の中に位置づけられていることに気づくようにケアすることである．

（2）文化との出会い

　文化には自然と共通する面と異なる面がある．古代文化，近代文化，村の文化，都市の文化，アジアの文化，アフリカ文化，ヨーロッパ文化，若者文化，老人文化，民族文化などには，それぞれに独特の豊かさをもっている．文化は，人が築き上げた人間の努力の汗がにじみ出ていて，人を感動させるものがある．名もない人達が築き上げた多様な文化遺産に触れると，共感を生み，親しみをもたらし，人はしばしば感動を感じる．それは人間がもつ崇高さや聖なるもの，高貴なものへの限りない願望が描き出されていて，自分の生と重なって慰めや励ましとなるからである．このような感動が，自己の存在の意味に気づくための触発剤となる．死に直面した人は，人間が小さくはかない存在としてしか見えなくなっている．人間存在のすばらしさを忘れてしまったことで，人間存在を否定的にとらえ虚無的になっている．人間のすばらしさに気づくきっかけを文化との出会いが与えてくれる．

（3）音楽，絵画，童話，絵本などとの出会い

　音楽や絵画など身近にある芸術品は，スピリチュアルケアにとって有益な道具である．懐かしい童謡，唱歌，わらべ歌，寮歌，民謡などは，患者の魂に触れて深い慰めになる．たとえば，唱歌である「春の小川」，「故郷」などを歌った世代の人には，この歌を口ずさんだとき心の故郷に触れる経験し，感動に涙する人さえある．

　ここではいくつか取り上げてみよう．ぜひ実践の場で活用されたい．

名も知らぬ遠き島より
　　　流れ寄る椰子の実一つ

　　　故郷の岸を離れて
　　　汝はそも波に幾月

　　　旧の樹は生ひや茂れる
　　　枝はなほ影をやなせる

　　　われもまた渚を枕
　　　孤身の浮き寝の旅ぞ

　　　実をとりて胸にあつれば，新たなり流離の憂ひ
　　　海の日の沈むを見れば

　　　滾り落つ異郷の涙思ひやる八重の潮々
　　　いづれの日にか国に帰らん

　　　　　　　　　　　　　椰子の実（島崎藤村『落梅集』）

　この詩では，島崎藤村の人生と椰子の実が重ね合わされている．故郷を離れて，人生の荒波にもまれながら旅路を生き，ふと立ちどまって現実の私に目を向けてみる．浮き身の姿で過ごしてきた私は，いつか故郷を恋求めてきた．「いづれの日にか国に帰らん」という最後の言葉は，疲れ果てた身ではあるが，もう少し先には行きつく故郷があるとの希望がみえて，読む者に安らぎを与えてくれる．

　　　　ふるさとは遠きにありて思ふもの
　　　　そして悲しくうたふもの
　　　　よしや
　　　　うらぶれて異土の乞食（かたい）となるとても
　　　　帰るところにあるまじや
　　　　ひとり都のゆふぐれに
　　　　ふるさとおもひ涙ぐむ
　　　　そのこころもて
　　　　遠きみやこにかへらばや
　　　　遠きみやこにかへらばや

　　　　　　　　　　　　　小景異情（室生犀星『抒情小曲集』）

　故郷を離れて過ごす人は，たとえ乞食のようにうらぶれてしまったとしても「帰るところにあるまじや」と悲しみを味わう．この詩は望郷の念を表現していて，読む者を孤独から解放し同じ思いをもつ人がいることを思い出させてくれる．そこにこの詩がもつ共感的意味がある．

雨ニモマケズ
風ニモマケズ
雪ニモ夏ノ暑サニモマケヌ
丈夫ナカラダヲモチ
欲ハナク
決シテ怒ラズ
イツモシズカニワラッテヰル
一日ニ玄米四合ト
味噌ト少シノ野菜ヲタベ
アラユルコトヲ
ジブンヲカンジョウニ入レズニ
ヨクミキキシワカリ
ソシテワスレズ
野原ノ松ノ林ノ陰ノ
小サナ萱ブキノ小屋ニヰテ
東ニ病気ノコドモアレバ
行ッテ看病シテヤリ
西ニツカレタ母アレバ
行ッテソノ稲ノ束ヲ負イ
南ニ死ニソウナ人アレバ
行ッテコハガラナクテモイイトイヒ
北ニケンカヤソショウガアレバ
ツマラナイカラヤメロトイヒ
ヒデリノトキハナミダヲナガシ
サムサノナツハオロオロアルキ
ミンナニデクノボートヨバレ
ホメラレモセズ
クニモサレズ
ソウイフモノニ
ワタシハ
ナリタイ

　　　　　　　　　　　　雨ニモマケズ（宮沢賢治『自筆の手帳より』）

　この詩には，謙遜につつましく，しかし，確かで真実な人生を望んでいる宮沢賢治がいる．この宮沢の生き方が読む者の心に透明感をもった生き方を示してくれる．病の中で，大きなことは望まないが，しかし，小さな生き方の中に人間の世の中で変わることのない確かな生き方が示されていて，読者に慰めと同時に病の中での生き方を示してくれる．

　その他，童話や絵本は，患者の状態に合わせて用いるときにスピリチュアルな問題を扱う道具として有効である．童話や絵本は，誰でも幼いときに親しんだものであるからわかりやすく，

心の解放に非常に有効なものである．さらにそればかりではなく，スピリチュアルの問題が隠されていることが多い．

たとえば「かぐや姫」の物語は，月の世界からきた娘が，育ての老夫婦と別れて月の世界に戻らなくてはならない危機を扱った物語である．月の世界から迎えの車が光輝きながら，老夫婦の家にやってくる．美しい娘を地上にとどめようとする侍達を押しのけて，娘は天国へ旅立っていく．この童話は，1人で旅立たねばならない死に対し不安を抱く人に，死の旅路に伴ってくれる人がいることを教えてくれるものである．天国から自分を迎えにくるというイメージは，死に逝く人の多くが死後，母親と再会したいという希望をもっているという事実と重ね合わせると，このような童話は死に逝く人の死後の世界のイメージを育てるのに有効である．

他には『葉っぱのフレディ』[1]という絵本は多くの読者を得た本であるが，内容は大木の葉っぱのフレディが，青々と茂った時期を終えて枯れ葉となり不安と恐れを感じたとき，友人の葉っぱのダニエルが宇宙の輪廻転生を語るものである．この絵本が大変評判になったのは，今日の多くの人々が人生の行き先に不安をもち，宗教なき時代における魂の支えを求めていることを示している．

一方，音楽や絵画などは，魂の奥にあるものを引き出す働きをもつ．言葉では表現できないものを，芸術作品が引き出してくれるのである．Bミケランジェロの「ピエタ」には，傷ついて倒れたイエスを優しく受けとめている母マリヤの無限の愛がみえる．裸のイエスは傷つきすでに息絶えている．そのイエスをみつめる母マリヤの顔には優しさと共に，深い悲しみがたたえられていて，危機に直面した人にはその優しさ，悲しみ，痛みが直感的に伝わってくる．そして，悲しみにあるマリヤとの間に共感関係をもつことで，どんな深い傷さえも癒すマリヤの不思議な優しさに触れる．ピエタに引きつけられる人は自身が深い悲しみを経験しているから，母マリヤが自分の深い悲しみをもっともよく理解してくださるという慰めを与えられる．

このように芸術作品がスピリチュアルケアで有効な道具となるのは，深い人間描写があり魂に触れるものがそこにあるからである．患者はケアする人と一緒に音楽を聴き，絵画をみて感想を聞きながら，絵画や音楽から与えられた洞察を話し合うことで，新たな視点から自分の存在を見直すことができる．

第6節 宗教によるケア

宗教に触れることも，具体的ケアの1つの方法である．宗教に触れるとは必ずしも入信すること指すのではない．入信しなくても宗教的雰囲気を味わうことで人は多くの慰めを得ることができる．ベッド脇に仏典や仏像のミニチュア版を置いたり，十字架やロザリオをもっている人も案外多い．仏教の経典やキリスト教の聖書，神社仏閣の写真，仏像，聖画，宗教的音楽などは，傷つき失われた自己自身を慰める力をもっている．危機に直面して迷い自分を失ったとき，宗教的装飾品や宗教的建造物，宗教絵画，宗教音楽などは，心の琴線に触れ聖なる永遠的ないのちを感じさせてくれる．そこで，自分を大きく包み受け入れてくれるものに出会うのである．

死に直面した人の中には，最後の力を振り絞って仏教寺院を訪れて残された時間を仏像をみることに費やす人達がいる．寺院の中を流れる静寂に身を委ねることで，失っていた自己を取り戻す人もいる．寺院の中に流れるゆったりした空気や仏像の温和な姿は，多くの人々に慰め

を与え，失われた自己を回復する癒しを与えてきた．そこには寺院や仏像を通して示されている信仰の世界がある．信仰の世界とは，目に見えない大きな存在を信じ，大きな存在の意思，配慮，愛の中にある自分を認め，自分の置かれたこの世界を新たな視点からとらえ直して受け入れることである．信仰をもたない人でも宗教的建造物や絵画，彫刻に触れることで深い慰めを得ることができる．それは死の危機に直面してスピリチュアリティ（ここでは，一般的にいわれている宗教心）が覚醒したからである．

現代人は，死をこの世との断絶ととらえ絶望とみなしている．宗教的死生観では，死は新たな世界への出発点である．新たな世界とは，神仏のいる極楽浄土，天国であり，光輝くところであり，安らぎの場であり，理想の世界であるから，死は悲しむものだけでなく喜ばしいものでもあるのである．

宗教は，死の危機にある人が自己の悲惨さや苦しさ，不条理な側面にだけとらわれている状況から解放する機会を与えてくれる．宗教は永遠性，不滅性，超越性などという視点をもつから，日常性，相対性，有限性に生きている私達に，自己の存在を永遠性などの視点から見直す機会を与えてくれる．新しい視点から自己を見直すことで自分がすでに受け入れられ，赦され，愛されていることを知り，自己受容への道が開かれていく．新たな視点からの自己受容が，直面しているスピリチュアルペインを緩和してくれる．スピリチュアルケアにおいてしばしば宗教が紹介されるのは，上記のような理由によるのである．

第7節　夢の解釈によるケア

夢の解釈によってスピリチュアルニーズに応えることができる．じつに多くの患者が入院中に夢をみる．その夢を解釈することでスピリチュアルペインの存在や，その内容を知ることができ，結果的にはスピリチュアルニーズに応えることができる．

病床で「母が夢に出てきて，美しい園の中で母が微笑みながら手招きをして，『安心して来なさい』」という夢をみた患者がいた．夢に出てきたこの言葉で，死後の心配が消えた人がいる．また，自由奔放な人生を生きた女性が末期の病に苦しんでいた．病室の天井の角に人の目が出現しそれが「怖い」と訴えた．この女性の夢には，自宅から小さな櫃木が3つ運び出される葬儀の場面が出てきた．そこで，この女性に思い当たることがないかと尋ねた．離婚を繰り返していた女性は，3度の堕胎経験があったと話された．女性の心を苦しめていた罪責感がここにあったのではないかと聞き返した．彼女は静かに聞いていて否定しなかった．これをきっかけに女性は人生を振り返り始めた．それからしばらくして心の妄想から解放され，安心して休息できるようになった．

患者の中には，夢の中で自分が蝶になった話をする人がいる．この蝶のイメージは，死後の世界のイメージ作りにも大きな意味をもっている．蝶はキャベツなどの野菜の葉に卵を産みつけ，成長するとサナギになり，ときがくると脱皮して美しい蝶になって空を舞踊るのである．その姿は，二度三度と変化してついには美しく空を舞う蝶になる．この蝶のイメージは，私の臨床経験でも，死に直面した人が死後の世界に不安をもち，戸惑いと恐怖の中にいるときには，蝶の話をすることで死後のイメージを作る助けになる．山折哲雄も，『臨死の思想』[2]の中で，死の旅立ちのイメージトレーニングの重要さに触れて，「イメージトレーニングが成功するとき，…からは死の恐怖と不安を乗り越えて…あの世に旅立つ」と語っている．

このように夢の解釈をスピリチュアルケアの手段として用いることができる．夢は患者本人が意識していない深い欲望や願望を表わしているから，具体的ケアを行う際には有益な手段となるのである．

文　献
1) レオ・F・バスカーリア：The fall of Freddie the reaf.（みらい　なな（訳）：葉っぱのフレディ―いのちの旅．童話屋，1998)
2) 山折哲雄：臨死の思想．人文書院，pp 8-9，1991

第12章　対話の構造

　ここでは，スピリチュアルケアを具体化する際の留意点として，患者と対話する際の両者の構造（関係）を取り上げる．

第1節　患者とケア・プロヴァイダーの距離

　患者とケア・プロヴァイダーとの距離とは，患者とケア・プロヴァイダーとの心理的距離のことである．この心理的距離は，ケア・プロヴァイダーが配慮すべきことで，ケアの成否に大きく影響する．患者にとって，ケア・プロヴァイダーが心理的に接近しすぎると窮屈になり，自由に振る舞う空間を失ってしまう．他方，心理的距離が離れすぎると患者とケア・プロヴァイダーは疎遠になり，遠慮や余分な気遣いが出て，患者は心の中を開示することができなくなる．患者が正直になれるのは，患者が自由になれる空間（関係）があるからである．したがって，ケア・プロヴァイダーは面接の際，この心理的距離（関係・空間）が患者にとって適切であるかどうかを判断する必要がある．

　患者との適切な距離とは，患者が独自の存在として尊重され，自由に自分の内を見つめ，挫折体験や苦痛を語れる支持を与え，表に出してもよいと思える信頼があり，自分の中にあるものに気づく適度な緊張がある関係である．

　ケア・プロヴァイダーがたとえ愛情深い人であっても，両者の関係が緩んだり張りつめたりしてしまうと，緊張や洞察が欠けてしまう．また，ケア・プロヴァイダーとしての責任感があまり強すぎるのも，かえって患者にはケアを受けることが負担になることがあるので，注意が必要である．

第2節　患者とケア・プロヴァイダーの間にあるもの

　患者とケア・プロヴァイダーの間には，お互いを結びつけるものが必要である．これはケア・プロヴァイダーが誰であっても，両者の間に必ずなくてはならないものである．この両者の関係を作るものが，スピリチュアルケアにおいては決定的に重要となる．下記に取り上げる．

（1）信頼

　スピリチュアルケアでは，患者とケア・プロヴァイダーの間に信頼関係を築くことがもっとも重要なことである．両者の間に信頼関係が築けたとき，患者は心の深い問題を開示することができる．信頼とは，自分の心を開いて自分の裸の姿をみせることである．信頼とは，安心して自分を任せることができるという関係である．自分の弱点や醜さを受けとめてくれると信じられる関係である．言いかえれば，裸の自分の弱さ，醜さ，痛みを開示できるのは，信頼があるときのみである．

　一般的には，患者とケア・プロヴァイダーの間に信頼関係を形成するためには，時間と努力が必要である．最初の面接では，患者はケア・プロヴァイダーとの間に戸惑いを感じており，

心の内を開示する信頼関係はない．そこで患者は，信頼関係を作るためにケア・プロヴァイダーをテストすることが多い．患者の心の深い問題を話したときに，それを聴いて受けとめてくれる人かどうかをテストする．テストに合格し，多少の信頼関係ができると，徐々に内面的問題を開示し始める．それは内面の奥にある挫折体験や弱さや恥，自身の人格的問題などである．時に患者の病状が悪化したり，気分がすぐれないときには，ケア・プロヴァイダーにも不快感やいらいらを表すことがあるので，忍耐と寛容さが必要である．ケア・プロヴァイダーは患者を全面的に受け入れ，寄り添いながら歩むのであるから，信頼関係を形成するには努力が必要である．意図的な努力がなければ信頼関係は生まれないことを銘記されたい．

（2）尊敬

スピリチュアルケアにおける尊敬とは，患者が患者として「あるがままで尊ばれること」である．先に述べたように，患者は挫折，落ち込み，戸惑い，不安に襲われている．通常の会話さえ困難なほどに話の内容が不明であったり，声が小さすぎたり，途切れがちになる．また話す内容が矛盾したり混乱していて，聴き手はいらいらさせられるときもある．動揺や混乱，不安，恐怖のためにケア・プロヴァイダーへの配慮を失い，失礼な言動や振る舞いをすることも多々ある．にもかかわらず一人の人格をもち，人生を生きてきたことに尊敬が払われる．スピリチュアルケアでは，人間の価値は人間を超えた何かが与えてくれたものと考える．社会的成功や名声，地位ではなく，個人の能力，性格，品性でもなく，患者の人間的価値は人間を超えたものとの垂直関係で決定するものである．

戸惑い，混乱し，不安に襲われている患者を尊重するには，その人を一人の貴い存在として信じる信仰が必要である．信じるとは，理屈なしにその価値を認めることである．それは，見えない現実をみることである．見えない現実とは，人間存在の背後にある大きな意思，法則，摂理を認めることである．それらは神仏，宇宙の真理，偉大なる絶対者などとよぶことができる．このような背後にあるものに目を向けると，表面上は諸々の問題をもっていたとしても，その人を貴い存在として尊敬することができるようになる．

（3）優しさ，労り，思いやり

何度も触れてきたように，スピリチュアルな問題はしばしば心の奥底に抑圧されて，意識の表面に表出しにくい問題であることが多い．死の危機に直面して，不安や恐怖に襲われている自分は人に知られたくない．あるいは，人生の意味が失われて悩んでいる自分は知られたくない．また挫折体験，絶望，自己喪失，死ぬことの恐怖や不安などは，日常生活においては意識しないように抑圧している．あまり，意識していては生活の支障になるからである．

このような問題を意識化し表出させられるのは，聴く人が嫌がらずに耳を傾けてくれるという安心感があるからである．この安心感をもたせることができるのは，聴き手に優しさ，労り，思いやりの気持ちがなければできない．優しさとはその字をみると，「人」篇と「憂」いという字で形成されている．つまり，人の憂いを理解できる人のことであり，また憂えている人に寄り添うことができる人である．また，「労り」という字は，「力」の上に冠がついているが，これは力を合わせることのできる人である．また，「思いやり」は，思いを与えることができる人のことである．

第3節 同伴者としてのケア・プロヴァイダー

　ケア・プロヴァイダーは，どのような立場で患者やその家族に接するべきなのであろうか[1~3]．ケア・プロヴァイダーは，医療の知識や技術をもつ者ではないから，厳密な意味では医療者ではない．医療者でもないし，友人，ボランティアでもない．筆者の経験からいえば，ケア・プロヴァイダーは，患者や家族の「同伴者」として存在している．ケア・プロヴァイダーが同伴者として存在するということの意味は広い．

(1) 共に歩む

　同伴者は常に死の危機にある人に寄り添い，決して離れたり放棄したりしないということである．同伴者は危機にある人がいかなる状況に立ったときにも，その人の場所から離れたり見捨てたりせず，いつも寄り添っている人である．危機にある人に寄り添うとは，ケア・プロヴァイダーにとっても非常に重い役割である．直面する死の危機は避けられないから，いつか患者を見送らなくてはならないときがくる．その最後のときを迎える過程で，患者の肉体と精神には感情の浮き沈みが繰り返しやってくる．その浮き沈む患者や家族に，どこまでも，いつまでも寄り添うことである．一緒に揺れ動きながら，なおしっかりと受けとめ先を見据えているのである．

(2) 医療の役割を果たす

　同伴者が，ときには医療者の役割を果たすのである．死の危機にある人が心理的，精神的に弱って落ち込み投げやりになったとき，側にいて声をかけ励まして残された人生を有意義に過ごせるようケアする．医療者が診察し治療を行うことでケアするのと同じように，ケア・プロヴァイダーは患者の魂の状態に常に気を配り，死の危機にある人の状態を見守っている．

(3) 感情の共有

　死の危機にある人と苦しみや喜びを共に体験することができる人が，同伴者である．「喜ぶ者と共に喜び，泣く者と共に泣きなさい」(新約聖書　ローマ信徒への手紙 12：15)という言葉がある．ここでは，喜ぶ者と一緒に喜びを共有し，泣く者と一緒に悲しみを共有することを勧めている．この言葉は死に直面している人を一人ぼっちにして孤独にしないことを教えている．ケアする者が，ケアを受ける患者や家族と喜びも悲しみも共に共有することを示している．場合によっては，一緒に揺れることを勧めている．現実にはケアする者にとって悲しむ人と一緒に悲しむことはできても，その逆に喜ぶ者と一緒に喜ぶことが難しい．患者は喜びを共にする人が少ないのである．だからこそ，すべての出来事を共有できる同伴者が必要なのである．

文　献
　ケア・プロヴァイダーについては次のような書物が参考になる
　1) 下稲葉康之：いのちの質を求めて―ホスピス病棟日誌．いのちのことば社，1998
　2) 沼野尚美：癒されて旅立ちたい―ホスピスチャプレン物語．佼成出版社，2002
　3) 藤井理恵，藤井美和：たましいのケア―病む人のかたわらに．いのちのことば社，2000

第13章　スピリチュアルケア・プロヴァイダー

はじめに

　患者やその家族にスピリチュアルケアを行う人を，スピリチュアルケア・プロヴァイダーとよぶ．スピリチュアルケア・プロヴァイダーの，プロヴァイダーの語句には供給者，提供者，準備者などの意味があるが，ここでは援助者の意味で用いている．

　スピリチュアルケア・プロヴァイダー（以下，ケア・プロヴァイダー）としての最低必要条件は，患者や家族のスピリチュアルペインやスピリチュアルニーズを，あるがままに認識して受けとめる能力（レセプター＝受信器）をもっているかどうかという点である．プロヴァイダーのレセプターが敏感に働いていることが決定的に重要である．スピリチュアルケアについての知識があっても，レセプターのない人や鈍感な人は，患者や家族のスピリチュアルペインが認識できないので，スピリチュアルケアを行うことはできない．反対にスピリチュアルケアについての知識や理解を学んだことはなくても，スピリチュアルペインへの感度のよいレセプターをもつ人は，スピリチュアルペインを敏感に察知することができる．

　ところで，スピリチュアルなものに対するレセプターが，敏感な人と鈍感な人がいるのはなぜだろうか．それは先天的なものなのか，後天的なものなのか．このような問いへの解答は大変難しいが，スピリチュアルペインに対するレセプターは生得的なものであり，かつまた，学習によって発達させることができるものであるといえる．生得的にはすべての人がレセプターをもっている．成長の過程で科学性，合理性，客観性などのみを重視し，スピリチュアルな事柄を軽視，無視してきた人のレセプターは成長する機会は少ないであろう．逆に心の問題やスピリチュアルな問題に関心をもって，人や自然，生命や死に関心をもってきた人は，スピリチュアルなレセプターを成長させる機会が多々あったであろう．つまり，スピリチュアルな感覚や感性が敏感かどうかは，その人の人生経験や環境などによって左右されるのである．

　このようなレセプターは日常の多忙さから少し距離を置いて，自分の生命の奥底を眺めたり，超越的なものがもつ力に思いをめぐらす中から磨かれてくるものである．生得的なスピリチュアルな感覚や感性は，多少の差はあってもすべての人に備わっているものであるから，日常的訓練が必要といえよう．

第1節　スピリチュアルケア・プロヴァイダーに求められるもの
（1）積極的死生観

　ケア・プロヴァイダーに求められる第一は，適切な死生観である．死の恐怖はすべての人に襲ってくる．死を経験して戻ってきた人はいないのであるから，当然のことながら死の体験を人から聞くことはできない．死に直面した人の多くは死にたくないと言う．あるいは死の恐怖

に襲われて激しい苦痛を体験する．死に逝く人へのケアは，死の恐怖から解放されて自分をしっかり受容し，安らかに死を迎えられるように支援することである．死を残虐なものととらえる人がほとんどであるが，死によって肉体的，精神的苦痛から解放されると受けとる人もいる．また死は，天国や極楽浄土への旅立ちと受けとる人もいる．このように死は，人によって異なる意味をもっているといえよう．そしてケア・プロヴァイダーは，異なる見解のあることを認めながらも，積極的死生観をもっていることが必要である．なぜなら悲観的死生観をもつ人には死に直面した人は悲惨な姿にしかみえない．『気の毒だ』，『可哀想だ』としかとらえられないのでは，ケアは虚しく映ってしまう．そのような死生観をもつ者にとっては，死は受け入れにくい敵にしかみえないであろう．このような人はケア・プロヴァイダーにはふさわしくないといえる．否定的死生観や消極的死生観は，人の死を暗く，悲惨なものとしてみる傾向があり，人を否定し非寛容的になる傾向がある．ケア・プロヴァイダーが肯定的死生観をもっているか，あるいは積極的死生観をもっているかは，ケアを受ける者にとっては非常に重要なことである．ケアが死に直面した人や家族を支え励ますことを目的にするならば，肯定的，積極的死生観をもつことは大変重要である．

（2）スピリチュアルな感性

　ケア・プロヴァイダーが，すぐれたケア・プロヴァイダーになるには，そのための教育や訓練が必要なことはすでに述べた．スピリチュアルな感性や洞察力は，患者のスピリチュアルペインやニーズを見つけ出すものである．スピリチュアルな感性とは，自分の存在を支える生命力や，「わたし」の生きる意味を与える「永遠な世界」，「無限な世界」，「真実な世界」，「生命の世界」をとらえる心の目をもつことである．スピリチュアルペインは「なぜ…」という疑問形で表現されることが多いが，それらは夢や希望，期待などとして現れることがある．幼いときに他界し再会を待ち望んでいた母親が夢の中に現れて『こっちに来なさい』と手招きしているのを体験した女性患者がいた．単に夢の中の出来事であったが，患者にとっては死の恐怖を吹き飛ばす出来事であった．

　このような夢を解釈するだけでなく，患者の表情，動作，仕草，言動からスピリチュアルペインやスピリチュアルニーズを洞察しなくてはならない．スピリチュアルペインを見つけ出せるスピリチュアルな感性や洞察力は，ケアをする人が必ず身につけておくべきものである．

（3）人格的豊かさ

　ケア・プロヴァイダーが身につけておくべきもう1つの点は，人格的豊かさである．患者がケア・プロヴァイダーに心を開示して相談できるのは，ケア・プロヴァイダーを信頼し，自分の問題を一緒に考えてもらえるという信頼感があるからである．この信頼感は，任せることができるという感覚である．

　ケア・プロヴァイダーがもつべき人格的豊かさは，社会的地位や学歴，業績などとは無関係なものである．社会的地位はあっても優しさも忍耐力もない人がいる．その反対に社会的地位などはもちあわせていないが，温かく，忍耐深く，受容的な人がいる．ケアを受ける者にとっては，自分を受けとめてくれる人格的温かさ，深さ，広さ，柔軟性などが大変重要である．患者の中にあるスピリチュアルペインには，心配や恐れや不安などはもちろん，罪責感，後悔，悔いなどというものも存在する．それらの裏には，自尊心や誇りがあるから，一般的には人に知られたくないものである．特に自分が信頼できない人には知られたくないし，心から信頼し

なくては話し出せない．ゆえに，信頼される人格的豊かさは，ケア・プロヴァイダーに必要な要素である．

第2節 ケア・プロヴァイダーの役割
　ここではケア・プロヴァイダーにはどのような立場の人達が当たるのかを考え，さらにそれぞれどのような資質が求められているのかを述べてみる．
（1）家族
　第7章でみてきたように，家族はスピリチュアルケアを受ける立場にある．しかし，同時に家族は患者へのスピリチュアルケアの提供者にもなれる．
　スピリチュアルペインが，人生の意味，目的，価値や，死後の問題などに関わることであることはすでに概観した．このような問題は，人が生きるときの基本的問題である．自分の人生を方向づける基本的人生観などは，誕生以来，人との出会いや人生経験，文化的環境，歴史的状況などの影響を受けながら徐々に形成されていくものである．その意味で，家族は一緒に生活を共にした時間が長いから，患者の人生観や価値観や死生観を一番よく知っているわけである．したがって，家族は患者とじっくりと向きあいやすい立場にある．共通の経験を振り返ることで過去を再体験しながら，今まで気づかなかった人生の意味や価値を再発見する機会を得る．さて，家族としてできる具体的ケアには次のような方法が考えられる．
　①家族としてもつ共有体験を再想起しながら，患者の生き方，人生観，価値観を再検討し，死の不安や恐怖に立ち向かうための新たな生き方を見つけ出す．家族として生活した諸々の体験を互いに話し合うことが，患者にとって新たな人生観や価値観をもつ機会となる．
　②家族の写真や手紙類をみながら，過去の楽しい思い出や苦しかった経験を語り合うことで，人生の総決算をすることができる．特に苦しかった経験は心の奥深くに残っていて，人生観の形成に大きな影響を与えている．この経験を再検討することは，患者の人生の新たな土台を見つけ出すために有益である．
　③家族は身近にある絵画や書物，音楽を共に共有しながら，感動や感想を分かち合い心に触れる経験を共有する．感動には患者の基本的生き方，考え方が伴っているから，感動を分かち合うことは患者を理解することにつながる．たとえば患者に書物を読んで聞かせることは大いに慰めとなる．
　④患者の調子がよいときなどには，屋外に出て自然に触れ自然の中に生きていることを確認し，その感動を共有する．自然の恩恵や生命の不思議に触れることは，患者の傷ついた魂の癒しに有益であり，かつ新たな人生観，価値観，死生観の形成に有益である．
（2）友人，ボランティア
　友人やボランティアも，スピリチュアルケア・プロヴァイダーとして重要な役割をもっている．友人やボランティアは，家族や病院スタッフとは異なる立場にある．彼らは，直接的に患者と生活を共にしてはいないし，直接の利害関係にはない．生活を共にしていないことでかえって，一定の距離を保って客観的立場から心の問題に関わることが可能になる．家族の場合，深く長く人生を共にしてきたことで人間関係が複雑化していることもある．複雑化している場合には，患者も家族も互いに心を開示しにくくなっている．このようなケースの場合には，あまり利害関係がなく，感情的関わりの少ない友人やボランティアは，自分の恥や誇り，挫折や成

功，期待や失望などを話すには，かえって話しやすい相手になる．家族内での不信感や失望などがあり直接家族には言いにくい内容に対して，友人やボランティアは客観的立場から相談にのり，客観的視点からケアすることができる．ケアする側が客観的視点から患者の問題を見つめることで，患者本人も自分の人生を多角的，客観的に眺め，新たな人生観，価値観を得ることが可能になる．友人やボランティアにできる具体的なケアとしては次のことが挙げられる．

①ボランティアが短編小説，童話，おとぎ話，昔話などを読んで，テーマや内容や感動を共有することも非常に有益である．アンデルセンの『マッチ売りの少女』，オー・ヘンリーの『最後の一葉』など，短くてわかりやすい話は体力と気力の衰えた患者にとっては，集中力の限界内に読了できるもので心温まるものである．

②童話などを読むことと同時に，一緒に折り紙を折ったり，童謡を歌ったりしながら時間を共にすることは，患者や家族にとって深い慰めになる．体力のある時期には，病室に一人で居ることは孤独感や遺棄感をもたせることになるから，そのようなときにボランティアなどが時間を一緒にもつことは，孤独感から解放されて心の支えとなる．

③ボランティアなどは，本来，病院や施設の勤務時間に制約されない立場にあるから，一緒に散歩に出かけたり，買い物に行くことが可能である．そのような時間を共有することは，患者のそれまでの生活を再体験する機会となる．病院という特殊な環境を離れることで，元気なときの生活を再体験することができ，自分自身を取り戻すきっかけになる．買い物することの喜びに触れることで，生きていることに感謝することができる．

（3）看護師

看護師は，患者と接する機会が一番多い立場にある．医療的処置から始めて患者の生活全体に配慮しているので，患者も看護師に頼る部分が多い．このような立場にある看護師は，患者から悩みを聞かされることが多い．看護師が処置をしているとき「なぜ，元気にならないのか」，「なぜ，こんなに苦しまなくてはならないのか」，「死んだ後に何がくるのか怖い」と患者は呟くように言う．このような呟きを聞いて応えるのは看護師であるので，スピリチュアルケアにおいて，看護師は重要な役割を果たす立場にある．また看護師は，常に肉体的状態や精神的状態に注意しているので，スピリチュアルペインの存在に気づきやすい．病状の急激な変化を一番最初に気づくのも看護師が多い．したがって，スピリチュアルペインが発生したとき，看護師は最初のケアを行うことができるといえる．また，看護師では対応できないと判断したときには，宗教家やその方面の人に連絡をとって援助を仰ぐというコーディネーターの役割を果たす．さらに，家族関係や友人関係についても医療者チームの中では一番知っている．これらの情報は，患者や家族と面談するときのきっかけを与えるものである．その意味で看護師が一番患者と会話をしやすい．看護師はスピリチュアルケアを行いやすい立場にあるといえる．具体的にできるケアとは以下のようなものである．

①スピリチュアルペインの診断：患者の訴えに耳を傾け，傾聴しながら患者を苦しめているスピリチュアルペインをみつける．そして，患者のスピリチュアルニーズに合わせて，連絡すべき人と連絡をとりスピリチュアルペインの緩和の方策を探る．

②傾聴・共感・受容：時間を作って患者の傍に座り，スピリチュアルペインを傾聴しながら苦痛に共感し患者をあるがままで受け入れる．必要なときには適切なアドバイスを与える．看護師は患者の生活全般の情報をもっとも知りやすい立場にある．また，患者の身体的状況や精

神的状況の日々の移り変わりを一番よく知っているのも看護師である．このことから傾聴，共感，受容を積極的に行うことが望まれる．

　③患者の物語に注目：患者の人生経験などについて訊ねながら，患者が歩んできた人生を分かち合ってもらう．信頼する人には自分のことを知ってもらいたいとの気持ちが働いているから，喜んで個人史を語ってくれる人が多い．その人生の歩みを聞きながら，患者の人生観，価値観，死生観などを知り，患者の人生を支えてきたものに目を注いでいく．そのうえで，現在の状況の中で患者を支えるものを一緒に探すためのケアを行う．その際，患者の傍に置かれている写真，絵画，書物，音楽などを話題にするのも有益である．

　④患者の親しい人々と触れ合う：患者を訪問する人々とも親しくなり，患者の人間関係について知り，患者の人生観，価値観などについて話し合う．患者を訪問する人は特に親しい人達であるから，患者にとっては重要な影響を与えている人達といえる．彼らと看護師が親しくなることは，間接的に患者をケアすることにつながっていく．

　⑤共に祈る：患者の病状が悪化したり家族に不幸があったときなどに，看護師が患者と祈ることは大きな慰めになる．患者は病状の変化に敏感になっており，悪化したりすると精神的に落ち込んだり，あるいは不安定になったりする．また，家族の不幸に対して，無力な自分に苛立ったり，焦ったり，無力感から生きる希望を失ってしまうこともある．看護師が患者の心を察して一緒に祈ることは，大きな慰めである．

　ところで，信仰のない看護師にとっては祈るという行為はなじみがなく抵抗感もあるかもしれない．その場合，患者の不安や無力感に耳を傾けた後で，目を閉じて沈黙の時間をもつだけでもよい．患者は，魂の痛みを共有してくれたと感じて慰められるものである．

（4）医師

　医師は患者にとってもっとも信頼すべき人であるから，特に大きな影響力をもっている．医師という立場は，患者の病気の治療や肉体的苦痛の緩和，また生活の質（QOL）を直接左右する人である．したがって，患者は医師に依存的になりやすいしまた影響も受けやすい．医師がスピリチュアルペインに気づき，そのケアをすることは患者の人生の質を高めるのに大きな力となる．なお，すべての医師がスピリチュアルケアの専門家にならなくてはならないのではない．専門家のケアが必要なときには，チャプレンの助けを求めてもよい．しかし，医師がスピリチュアルペインに気づくだけの能力をもつことは大きな意義がある．医師によるケアとしては，次のようなものが挙げられる．

　①傾聴・共感・受容：医師が多忙であることは，周知の事実である．しかし，医師が忙しい中で患者のベッドサイドに座って話を聴き，悩みを共感し，患者のあるがままを受け入れてくれるなら，患者にとって大きな慰めとなり生きる力となる．医師がいつも患者のために時間を割いて傾聴することは実際的に不可能でも，医師が患者のスピリチュアルペインに心を傾けていることが，患者とその家族に伝わることが重要なのである．患者や家族にとっては，医師が少しでも一緒に居て傾聴してくれるだけで，自分達を大切にしてくれたと感じる．医師の姿勢が医師への信頼を高め，スピリチュアルペインを開示する機会になる．患者の心を共有することで，患者とその家族のスピリチュアルペインが軽減することになる．

　②慰め，望み，希望をつなぐ：肉体的には死はやってくるが，病状の悪化にもかかわらず，医師が最善を尽くして患者の苦痛緩和を行っていることを伝えることは，患者にとって大きな

望みをつなぐことになる．さらに，医師が死の向こうに希望をもっているなら，患者には再会の希望となったり安らぎの世界への出発点となって，死に直面してもそれが支えとなり，希望となる．医師の生き方，あり方は，患者にとってかけがえのない模範であり，見本である．

　③共に心を鎮める：医師が患者のために静かに祈りを合わせてくれることは，患者にとって大きな慰めとなる．信仰をもつ医師は患者のために祈ることをいとわない．静かに目を閉じて祈る心をもつだけで患者は大いに慰められる．信仰をもたない医師であっても，患者のスピリチュアルペインに共感して患者の力になることを望むならば，患者とほんの少しの間でも目を閉じて沈黙の時間をもてばよい．

(5) チャプレン（病院付牧師）

　チャプレンは，病院やホスピスでのスピリチュアルケアにおいて特に中心的役割をもっている．スピリチュアルケアは，すでに述べたように家族，医師，看護師，友人・ボランティアなどによって行われることが可能である．しかし，専任のチャプレンの存在は，病院やホスピスなどでは制度的理由と内実的理由で特別な意味をもっている．

1) チャプレンの存在意義

　①制度的理由：制度的理由とは，チャプレンが病院や施設の中で制度として認知されていることから得られる利益である．このような制度的利益は，患者や家族のスピリチュアルペインへの対応の適切性などと関わってくる．スピリチュアルペインがいつ発生するか予測できないのであるから，常時，準備がなされている必要がある．米国のチャプレン協会の「白書」の中では，チャプレンの存在は院内院外の諸問題の解決に大きな意義があると説明している．その中にはスタッフの精神的疲労や人間関係のもつれはもちろん，院外との関係の円滑化などが挙げられている．

　②内実的理由（実質的ケア）：内実的にもつチャプレンの役割がある．内実的ケアとはチャプレンにしかできない実質的ケアのことである．

1．患者やその家族にスピリチュアルペインが生じたとき，適宜対応することができる．いつでも駆けつけ，話に耳を傾け，相談にのることができる．特に専任のチャプレンは常日頃から，患者を訪問して話を聴き信頼関係を作ることができる．

2．チャプレンの存在はスピリチュアルペインの顕現を促す働きをもっている．チャプレンの存在は，スピリチュアルペインにいつでも対応できるというサインである．チャプレンがいることで，患者は自然な形で内的な問題を語り出すことができる．医療現場で，死に直面した人が自分の死後のいのちについて医療者に尋ねることは困難である．チャプレンの存在は，死後のいのち，赦し，癒しのシンボルである．このようなシンボルが病院やホスピスに存在することで，患者や家族はスピリチュアルペインを表現しやすくなる．

3．チャプレンは，キリスト教教会の制度の中で，洗礼式や聖餐式などを執行する権威が認められている．牧師，神父としての按手礼を受けたときから，宗教儀式の執行や赦しの宣言などが許可される．このような教会制度の中で認められている一種の権威は，しばしば患者への影響力をもつことがある．チャプレンの言動を患者や家族は尊敬と感謝の念をもって受けとめ，チャプレンをあたかも神と自分との間に立つ使者のように受け取る傾向がある．このような傾向は文化的に根づいていて，宗教と無関係な人にもその傾向がみて取れる．

4．チャプレンはチャプレンとしての専門的教育を受けているので，いかなる宗教的立場にあ

る人に対しても中立的立場でケアすることができる．また，患者のスピリチュアリティが，身体的健康に与える影響について深く理解しているので，適切な方法でスピリチュアルケアに当たることができる．さらに，チャプレンは自分ができるスピリチュアルケアがあることを理解し，かつ，家族，医療者，友人・ボランティアなどが行うスピリチュアルケアもあることを心得ているので，協力しながらきめ細かなケアをすることが可能である．

5．チャプレンは魂の深い痛みに応える訓練を受けている専門職である．患者や家族がキリスト教以外の宗教を望む場合にも，希望の宗教者と連絡を取って彼らによるスピリチュアルケアを受ける機会を提供することができる．この場合，チャプレンはコーディネーター的役割を果たすことが多い．患者や家族の必要に応じて院内外の人達と連絡を取り合って，コーディネーターの役割を果たすことでケアを具体化することができる．

6．チャプレンは，神から遣わされた者として患者や家族の前に立つとき，神からのメッセージを語り続けていることになる．それは，神は患者や家族を見捨ててはいないというメッセージである．このメッセージは，チャプレンが沈黙しているときにも発信されているのである．神が患者や家族と一緒にいてくださるというメッセージは，チャプレンという存在を通して明確に示されるわけである．その他，チャプレンにできるケアとは次のようなものである．

①傾聴：チャプレンは患者の悩みや失望感，挫折感，懐疑，信仰上の疑問などに関わることになる．死に逝く人の魂の悩み，苦痛，叫び，願望，怒り，不安，恐怖，祈りに耳を傾けることは，患者にとって大きな意味がある．自分の状況をわかってもらえたと思えるのは，十分な時間をかけて耳を傾けてもらえたと思えたときである．そのためには高い集中力を必要とする．患者の一言一言の内に秘められた苦痛や願望，叫びを聴き取らなくてはならないからである．

②宗教的書物を読む：聖書を始めとする宗教書は，苦難や危機にある人に多くの慰めと希望を与えるものである．チャプレンは患者が欲すれば，いつでも患者の魂の状況に合った慰めの言葉（聖書・経典の言葉）を提供することができる．ここで実践の場で役に立つと思われる詩を挙げておこう．

「主は羊飼い，わたしには何も欠けることがない．主はわたしを青草の原に休ませ，憩いの水のほとりに伴い，魂を生き返らせてくださる．…命のある限り，恵みと慈しみはいつもわたしを追う．主の家にわたしは帰り，生涯，そこにとどまるであろう．」（詩篇23：1-2, 6）

この詩篇では，わたしを羊になぞらえ，神は羊飼いになぞらえている．神は弱い羊を青草の原に連れて行き，食べさせ休ませてくださるとある．ここには病気に襲われ，打ちひしがれた患者を慰める言葉が満ちている．神（主と表現されている）は，患者を独りぼっちにせず，一緒に居て，敵から守ってくださると描かれている．また死後，神の家が私を待ち，永遠の住まいが用意されている．この詩篇が読まれるとき，病気によって魂が落ち込み孤独や悲しみに置かれている患者に，慰めや希望の光が差し込んでくるのを感じる．自分が忘れていた別の世界からくる神の守りに目が開かれ，そこに希望を感じるのである．

アッシジの聖フランシスコ平和の祈り
　　　神よ，私をあなたの平和の使いにしてください．

私が，憎しみのあるところに，愛をもたらすことができますように．
　　　いさかいのあることころに，赦しを
　　　分裂のあることろに，一致を
　　　迷いのあるところに，信仰を

　　　誤りのあるところに，真理を
　　　絶望のあるところに，希望を
　　　悲しみのあるところに，喜びを
　　　闇のあるところに，光をもたらすことができますように助け，導いてください．
　　　神よ，私に，慰められるよりは，慰めることを，

　　　理解されるよりは，理解することを
　　　愛されるよりは，愛することを望ませてください．
　　　自分を捨てて初めて自分を見出し，ゆるしてこそゆるされ，
　　　死ぬことによってのみ，永遠の生命によみがえることを深く悟らせてください．

　聖フランシスコは，この世の冨を一切捨てて，病む人や貧しい人を友として生きた．平和の祈りには，現実の生活にある憎しみや争いをみつめることで悲しみや絶望を味わっている人に，平和を求めて生きることの意味と，そこにある深い慰めを示してくれる．
　次のJ. ロジャー・ルーシー神父の言葉も苦しみの中にある人を慰めるものである．この言葉は，ニューヨーク大学リハビリテーション研究所の壁にある．

　　　大きなことを成し遂げるために力を与えてくださいと，
　　　神に求めたのに謙遜を学ぶようにと，弱さを授かった．

　　　より偉大なことができるように健康を求めたのに，
　　　より良きことができるようにと，病弱を与えられた．

　　　幸せになろうと，富を求めたのに，
　　　賢明であるようにと貧困を授かった．

　　　世の人々の賞賛を得ようとして成功を求めたのに，
　　　得意にならないようにと失敗を授かった．

　　　人生を享楽しようとあらゆるものを求めたのに，
　　　あらゆることを喜べるようにと，命を授かった．

　　　求めたもの一つとして与えられなかったが，
　　　願いはすべて聞き届けられた．

　　　神の意志に添わぬものであるにもかかわらず，
　　　心の中の言い表せないものはすべてかなえられた．

　　　　私はあらゆる人の中でもっとも豊かに祝福されたのだ．

　人生で挫折や失敗を繰り返した人や，思いどおりにいかずに人生に懐疑的になっている人に，この詩は新たな視点を与えてくれる．その新たな視点の中から自分を肯定できるように変えられる希望の光をみる．
　アメリカの神学者のラインホールド・ニーバーの「平静を求める祈り」（serenity prayer）には，次のようにある．

　　　　主よ，わたしが変えることができないものについては，それを受け入れる平静さをお与えください．変えることができるものには，それを変える勇気を，そして，変えることができるものとできないものとの区別を知る知恵を与えてください．

　この祈りは，死の危機にあってもがき苦しむ者への慰めと神への期待がある．さらには感情的に苦しむ者が知恵を得て平静さを取り戻す道を示している．これらの言葉は，患者が望むならば紹介するとよい．それぞれの祈りには，自分の願いと異なる人生の現実が立ちはだかっている．その事実の中から祈りが生まれ，祈りの中で新たな道が開かれている．この祈りは，危機にある人に1つの生き方を示し，慰めを与えてくれる．

　ここで先のチャプレンによるケアに戻る．
　③宗教音楽を共有する：バッハの宗教曲はもちろん，伝統的賛美歌や最近作曲された賛美歌まで，あるいはグレゴリア聖歌は死を迎えようとしている人にとっては，永遠を想い起こさせる曲であるという．時代，民族，文化，歴史を超えて，宗教音楽は自己喪失感に襲われている人に慰めと希望を与えてくれる．チャプレンはこのような賛美歌を患者と一緒に聞くことができる．あるいは患者の枕元に機器を置いておき，患者がいつでも聞くことができるようにしておくことも有益である．
　④童話・おとぎ話・民話・昔話を読む：これらの書を患者が読むことは体力的，気力的に困難であっても，チャプレンが読むのを聞くことはそれほど負担にはならない．むしろ一人ぼっちで天井を眺めているだけの時間が多いから，チャプレンが童話，おとぎ話などを一緒に読むことは大きな慰めになる．これらの話は，しばしば神の国，御伽の国，天使・神の使いなどが登場してきて，危機状況に置かれた主人公を助け出してくれる．このような話は傷ついている患者や家族の魂に，深い慰めや希望を与えるものである．
　⑤宗教儀式：キリスト教には，パンとぶどう酒を分かち合い食する聖餐式という儀式がある．イエスの肉と血の表象であるパンとぶどう酒を食することで，神から新しい生命をいただくというものである．このような儀式は特にキリスト教信徒にとっては，大きな意味をもっている．病気のために教会への出席ができなくなった信徒に，チャプレンができる慰めと希望の儀式である．また，チャプレンのいる病院では，入院中に信仰を告白してキリスト信徒となることを望む患者がいる．所属教会をもたない患者には，チャプレンが洗礼を施すこともある．この洗礼式の執行は牧師の資格をもつ者に限られており，チャプレンがいることで可能になる．
　⑥祈り：チャプレンは，患者が希望するならいつでも祈ることができる．特に，患者が新し

い環境に入ってきたとき，手術などを受けなくてはならないとき，家族に不幸があったとき，病状が変化して不安に襲われたときなど，チャプレンに祈ってもらえることは患者にとって大きな慰めになる．

チャプレンが患者の病気回復や苦痛の緩和のために祈ることは，信徒が祈ることとは意味が異なっている．なぜなら，チャプレンは，神の仲介者として特別な役割をもっていると患者や家族がとらえている場合が多いからである．チャプレンは特別な制服（「カラー」とよんでいる）を着ることがあるが，それは患者には堅苦しいと受けとめられるよりも，特別の使命をもつ人として受けとめられる場合が多い．チャプレンの祈りを通して神の約束をしっかりと指し示されることで，患者の魂は神の愛に向けられていく．チャプレンの祈りは，患者が忘れていたものを思い起こさせ，心配や疑い，不安と恐怖にとらわれていた心を癒し，神の愛と力に対する信頼と信仰を確認させてくれるものである．

⑦赦しの宣言：チャプレンの働きの中で，特殊なものとしては罪責感や後悔の念に苦しむ患者に「赦しの宣言」をすることが可能である点である．患者の中には，死が迫ってくるのを感じて過去を振り返りながら，深い罪責感や後悔の念に襲われて苦しむ人がいる．取り返しのつかない過ち，修復不可能になった人間関係，返済できなくなった負債，人を裏切った過ちに苦しむ人がある．さらに，神仏の前に深い罪責感をもち，自虐的になって苦しんでいる人がいる．このような患者には，特別の訓練を受けたチャプレンの存在が大きい．魂の奥深くにあるこのような苦痛を扱えるよう訓練を受けたチャプレンは，神の赦しの宣言を与えることができる．チャプレンが赦すのではない．赦すのは神であるが，チャプレンは聖書にある神の赦しの言葉を伝達することができる．「主の名をよび求める者はだれでも救われる」（ローマ10：13）．救われるとは，過去のすべてが赦されて神の子となることであり，神の祝福の中に生きることである．

2）ケアの留意点

チャプレンの目的は，死の危機にある人を改宗させることではない．もし，目的が改宗させることにあるとなると，それは無理やり改宗させることになる．これは患者中心の医療理念に反することである．改宗させられた患者は反発的になるであろうし，人によっては宗教嫌いになってしまうであろう．チャプレンの目的は，さまざまな理由から宗教から離れていた人にも温かいケアをして，残された人生を安心して有意義に過ごせるようにすることである．チャプレンは，宗教的にも信条的にも多様な生き方をしている人に出会うが，それぞれの人が自分なりの満足できる人生を送れるようにケアする．この点でチャプレンは教会の牧師・神父とは異なる．教会の牧師，神父の場合はキリスト信仰への助けである．牧師，神父はキリストの救いを伝え，神の生き方を伝えることが使命である．チャプレンは，患者の生き方に寄り添い，患者の価値観を大切にしながら，その人らしい生き方ができるようにケアするのである．

第14章 チャプレンの教育プログラム

第1節 歴史的背景

　日本では，スピリチュアルケア・プロヴァイダー（以下，ケア・プロヴァイダー）の養成のコースは，現在のところ全国に数カ所だけで一般化していない[注]．しかし，世界に目を向けると，ケア・プロヴァイダーの養成とは名のってはいないが，そのことを目的にしたコースは，キリスト教神学校，大学の神学部で臨床牧会教育（Clinical Pastoral Education；CPE）とよばれて広く行われている．このコースの目的は，病院のチャプレン養成はもちろん，魂のケアに関わる牧師の再教育，あるいは自己啓発，さらには牧会上の自己点検などを目的にして行われている[1]．

　このCPEの開始に深く関わったのは一人の牧師である．その名をアントン・ボイセン（Anton T Boisen）といい，ニューヨーク市にあるユニオン神学校に学んだ後，さまざまな職業についたが落ちつかず，そのうちに精神的異常をきたし精神病院に入院した．退院後，神学教育を進めるためにアンドーヴァー・ニュートン神学校で学び，かつハーバード大学医学部のリチャード・キャボット（Richard Cabot）のもとで，精神的病いと宗教経験の研究をすることになった．キャボットは，精神病の研究にケース・スタディ法を用いていたので，ボイセンもこの方法に強く影響を受けた．ボイセンはキャボットの支援を受けながら，1925年，第1回目のCPEをマサチューセッツ州ウオセスター州立病院を臨床の場として開催した．キャボットとボイセンは，フィル・ガウレス（Phil Guiles）の支援を得て，1931年に神学生の臨床訓練協会（The Council for Clinical Training of Thelogical Students）を立ち上げた．ガウレスは2年後，アンドーヴァー・ニュートン神学校の臨床訓練の責任者となり，神学校のカリキュラムとして認められるまでに発展させた．さらに，アンドーヴァー・ニュートン神学校を中心として，牧会ケア研究所が誕生した．この組織も1967年には，臨床牧会教育協会（The Association for Clinical Pastoral Education）となって生まれ変わった[2]．

第2節 CPEの基本理念

（1）人間観

　神学生が臨床の場で出会う患者は，重篤な患者で医療機器につながれ痛々しい姿であることが多い．末期がん患者が苦痛に耐えている姿は，自分では望みたくない姿である．また，手足が不自由で人の世話になる姿は，実に哀れとの印象を与えるかもしれない．痛々しい患者，苦痛に耐える患者，手足の不自由な患者は暗い人間観を与えるかもしれない．しかし，このような人間理解は患者の一面であってすべてではない．患者がもつ人間性の中には，肉体的に健康な人がもたない柔軟さ，強さ，人を労る優しさ，そして純粋性が輝いていることを理解するこ

とが必要である．人間は，年月の経過とともに老い，病んで死に接近していく．しかし，死の臨床の場で出会う人間は，健康なときには見せない生き生きとしたスピリチュアルな人間性を見せてくれる．「十分生きてきましたから，思い残すことはありません．わたしの人生は本当に皆から愛されて満足のいくものでした」と，身体の右側が不自由なのにもかかわらず，自分の人生に感謝した人がいる．スピリチュアリティの覚醒は，肉体的に健康なときには見せなかった生命の本質に触れるような宗教的な事柄への関心を促し，苦難の中にも苦難がもつ意味を見つけ出そうとする．CPEは人間観をより深く，より広くする教育プログラムであるといえる．

（2）生の無条件肯定

CPEでは病を負った人や，死に直面して肉体的苦痛に加えて精神的苦痛を経験している人に出会う．病気が重篤で肉体的苦痛の激しい人は，しばしば自分の人生を受け入れることができず「生きることが辛い」，「早く死んでしまいたい」，「生まれてこなければよかった」などと嘆く．自分の誕生を望んだ人はいない．また両親を選択することもできない．まして，自分が病気になることを望んだ人などいない．しかし，目の前の現実は希望とは反対のことが多い．死に逝く人に関わる人はこのような難問に出会うことが多い．そして，このような難問には納得できるような解答がないのである．だからこそ，死に逝く人をケアする人は，慰めと希望を伝える人でなくてはならない．いかなる人生にも意味があり，生きることに積極的価値を確信している人でなくてはならない．つまり，生への無条件の肯定が求められる．この生への無条件の肯定は，たとえば「人は愛されるために生まれてきた」，「病気は辛いが，それであなた自身が見捨てられるわけではない」，「苦難がどんなに激しくても，それが私達の人生を打ち倒すことはできない」，「人が希望をもち続けるならば，病も死も私達に勝つことはできない」，「人の生命は，人に預けられているが神のものであり，神は私達を愛し慈しんでくださる」などの言葉に表現される．

（3）積極的死生観

CPEでは，死に直面している患者に出会うので，必然的に死に対する思想が求められる．人は死すべき存在として生きている．ただし，死を恐れる人は死に逝く人をケアすることはできない．死に逝く人をケアするには，死を受けとめる積極的死生観が求められる．たとえばキリスト教では死を敗北とはみていない．それは死を歓迎しているわけではなく，死後に天国が待っていると約束しているからである．死はこの世から天国への通過点である．その通過点を過ぎるためには，この世の親しい人達と別れる悲しみを体験する．しかし，その悲しみの先に天国があるというのがキリスト教の理解である．仏教では此岸に対して彼岸という教えがあり，極楽浄土が待っていると教えている．だから，死は悲劇では終わらないのである．

（4）愛

CPEは，一般的には数名がグループになって行われる．それは受講者同士の間で支え合い，労り合いを体験することで，愛がさまざまな形をとって表現されることを知るためである．また，愛の行為の背後には，愛の行為者の人生体験が深く関わっていることを知る．また，愛が嫉妬，怒りなどとも深く関わっていることも体験する．愛もまた重要な基本理念の1つである．

（5）使命感・役割感

CPEで出会う患者は，死に直面して不安や恐怖に怯えている人が多い．しかし，現実的には現代医療でも癒すことができず，最大限できることは苦痛の緩和である．CPEの受講者は患者

の苦痛を聞き，医療水準の限界を知り，現状では死が避けられないことを示される．「病気から治りたい」，「元気になりたい」，「死にたくない」という叫びや苦悩を聞くと，受講者は自分の無力さに打ちのめされてしまう．しかし，このような状況でも自分の使命観，役割観を忘れてはならない．患者やその家族が納得する解答がなくても，自身の存在自体が患者のスピリチュアルニーズに応えようとする証なのである．

(6) 自分に誠実であること

CPEでは自分に誠実であることが求められる．自分が今ここに居て感じること，自分の本音で生きることが重視される．他人を気遣いすぎて，自分自身になれずにいることが多い現実に対して，CPEでは「あるがままの自分」，「真実の自分」を重視し，その現実を受け入れる誠実さと勇気が求められる．一方，自分に誠実，真実であることが他人の心を傷つけてしまうことがある．ゆえに，あるがままの自分の感情を表現することに戸惑いと抵抗を感じることが多い．CPEは，自分のあるがままを重視し，人と人との間に起きる感情もあるがままに認めようとする．人から嫌いと言われて，憎い，悔しいと感じる感情を事実として受け入れる．憎い，悔しいと思う感情を受けとめる訓練である．それは憎い，悔しいという事実を認めて受け入れることで，新たな人間関係が生まれると考えるからである．憎い，悔しいという心の真実を認め受け入れるとき，実はそこに和解が生まれる．和解とはいったん壊れた信頼関係が再び作り上げられることである．互いに離れていたものの間に，再び信頼関係が生まれることである．このような和解は癒しともいえる．癒しは，傷ついた人間関係を再び取り戻して再出発させるものである．

(7) 受容の受容

CPEは，自分を知る教育である[3]．医療現場における死に直面した人との出会いは，日常生活では経験することのない経験である．病を負いながら生きる人生の厳しさ，死に直面してさらけ出す人間の醜さ，いつまでも消え去ることのない怒りなどをまのあたりにする．そのような現場をまのあたりにしながら，受講生は不安，恐怖，冷淡さ，無常さ，欲望，絶望感，挫折感，孤独感などを経験する．特に，人間の生がもつ悲惨さは，受講者にとって衝撃的である場合が多い．この絶望的経験は自分では直面したくないものであるから，抑圧し隠蔽してきたのである．しかし，CPEでは病や死に直面した人が，自分自身の現実を受講生よりもしっかりと認識し，受けとめている事実に気づくのである．受講生は患者のケアをしなくてはならないと思い込んでいるが，現実には逆のことが起きる．患者が受講生をケアしているのである．病気や死に直面した人達は，弱い立場にある．しかし，強い立場にあると思っていた受講者の不安，恐怖，孤独，敗北感を労り，心をかけているのは患者のほうなのである．

さて，CPEは，キリスト教の神観に理論的根拠をもっているが，その1つの現れは，この「受容の受容」(acceptance of acceptance)という考え方である．それは自分が，自分を受け入れられず，いらだち，焦り，困惑しているときに，神がその自分を受け入れ，そしてまた神に受け入れられている自分を，遅まきながら受け入れるということを表現した言葉である．つまり，「受容の受容」には2つの受容があり，最初の受容は神による受容を示している．そして，2つ目の受容は自分自身の受容を示している．このような受容を経験することが，病や死に直面した人をケアする人に求められるものである．

第3節 CPEの特徴

　CPEには講義中心の神学教育にはない，危機的状況にある人間（living human documents）から学ぼうとする姿勢が顕著である．この姿勢がCPEの伝統的特徴の１つになっている．

　現在，実際に存在するCPEプログラムは米国において50年前に始まったもので，欧州，アジア，南米，アフリカなどに広がり世界的規模の運動となり，4年ごとに世界大会が開催され，各国で直面する課題が共有されることはもちろん，解決への道が模索されている（http：//www.council-icpcc.org/を参照）．

(1) living human documentsの重視

　これは抽象的神学議論よりも，生きた人間記録から多くのことを学ぼうとする姿勢を指す．この言葉を最初に言い出したのは，アントン・ボイセン（Anton T Boisen）である．CPEは，当初から危機にある人から学ぼうとする姿勢は変わっていない．living human documents（生きた人間の記録）とは，人間の生（なま）の事実をもっとも大事なこととして受けとめ，そこから人間の豊かな事実を学び，葛藤し挫折した人への対応を考えようとするものである．危機状況にある人を慰め，励まし，将来に向けての希望をもてるようにするケアは，机上の学問では成し得ない．苦悩する人の生きざまに直接触れ，ケア・プロヴァイダー自身が自分で考え，できる限りのことを行うことが求められる．

(2) 人生の危機的経験を重視

　CPEのもう１つの特色は，人生の危機体験を教育の場として重視していることである．危機とは，既存の生き方が揺れ動かされて不安や恐怖に襲われる体験である．病気，死，離別，離職，退職，離婚，出産，入学，卒業，失恋などの危機は，本人にとっては危機的経験である．それまでの安定した心の状況が揺れ動き，新たな考え方，生き方を見つけ出して，生き方の再編成が求められる状況である．このような危機状況にある人をどのようにケアするかがCPEの１つのテーマとなっている．危機にある人のスピリチュアルな問題とは何か，どのようなケアの方法があるのか，あるいは誰がケアするのかなどを考える教育の場である．

(3) 患者との会話録を重視

　CPEの教育方法の特徴は，逐語録（verbatim）による点である．これは受講生が病室にいる患者を訪問したときの患者との会話記録である．訪問後に患者の一つひとつの言葉を思い起こして書きとめ，それへのチャプレン自身の応答を書きとめる．それに加えて，面接の中でのケア・プロヴァイダーの感情の動きや思いを自己観察し，書きとめていく．また最後には，その面接が患者にとってどんな意味があったのかを自己評価する．この記録をスーパー・ヴァイザー（指導者）に提出して指導を受けるのである．スーパー・ヴァイザーは，提出された逐語録と自己評価を丁寧に見て，会話の進行状況，会話の問題点，患者の感情の動きなどについて気づいた点を受講生に訊ねる．スーパー・ヴァイザーは，患者と受講生が無意識に話す言葉の背後にある感情に注目する．なぜならそれが，ケア・プロヴァイダーと患者の援助関係には大きく影響してくるからである．特にケア・プロヴァイダー自身が正しく自分に向き合っているかを確認する必要があるからである．また逐語録はグループで検討される．そうすることで多くの視点からのフィードバックが得られると同時に，受講生間の人間関係が展開する．多くの場合，患者訪問の中で直面した課題が，グループ内での人間関係の課題と重なり合う．

（4）アイデンティティを明確化

アイデンティティを確立させる意義は，特にチーム医療おいて大きい．危機にある人をケアするには全人的ケアが必要である．それにはチームによる多角的方面からのケアを必要とする．ケア・プロヴァイダーもチームの一員として働くとき，他の職種の人との相違点を明確にしておく必要がある．また，自分の言語能力，感性，信仰，受容能力，あるいは自分の特性などを把握しておくことが必要である．このような自己理解（セルフ・アイデンティティ）は，死に直面した患者や家族と対面したときに，自分ができること，しなくてはならないこと，してはならないことなどを知るためには大変重要なことである．それは，死に逝く患者と家族のすべての問題を一人で背負わないことにつながる．なすべきことをわきまえる賢さは，ケア・プロヴァイダー自身の確立されたアイデンティティから生まれるのである．

第4節　資格

米国の神学教育は，独立した神学校（seminary）と，総合大学の神学部（divinity school）が行っている．両者とも入学資格は大学卒業（つまり学士号取得者）である．この神学教育を終了すると，神学修士号（master of divinity）を受けることができる．この学位は牧師になるための最低必要条件である．既存の教団，教派に入って牧師としての働きをするための必要な資格である．

第5節　CPEの目的

（1）患者への牧会訓練

チャプレンとして死に直面した人に接するには，患者のスピリチュアルペインやスピリチュアルニーズを見つけ出すスピリチュアルな感受性が必要である．チャプレンとして患者のこのような要求に応えるには，患者との面接の仕方，会話の進め方，質問への応答の仕方などを学ぶ必要がある．特に受講生がもつ先天的感受性を磨き鋭くすることで，ケア・プロヴァイダーとして成長していく．

（2）チャプレンとしてのセルフ・アイデンティティの形成

CPEの受講生は，自分の成育史における人間関係形成上の問題に気づかされていく．と同時にチャプレンとしてのセルフ・アイデンティティを形成していく．自分の能力，資質，性格，特性，欠点，弱点などを見直すことで，チャプレンとしての自分を磨いていく．

（3）自己確立・自己成長

臨床の場に自分を置き問題や課題を直接背負うことで，受講生は自己との対決を迫られる．この体験は新たな自己を発見する機会となる．未知の自分との遭遇を経験することで，自己確立や自己成長のきっかけとなる．

（4）神学の体験化

CPEの1つの特徴は，神学を体験化するという点にある．つまり，抽象的神学理解を臨床の場において検証し，さらに発展させるということである．神学校で学ぶ神学は書物を用いて学ぶことが多く，抽象的，観念的である．神学教育の目的は知的遊戯ではなく，真に人間を生かし，慰め，励ます神学を教授することである．CPEでは，自分がもっている神学がどれだけ現場に生きて働き，危機状況にある人を慰め，励まし，支え，希望を与えるものであるかを知る

機会である．抽象的，観念的神学を脱皮して，具体的，生命的神学になるかが重要である．病や死に直面する患者や家族を目の前にして，自分のもつ神学の力を確かめることができる．神学を本当の意味で体験的に知ることができ，それは神学の体験化とよんでもよい．

第6節 CPE の内容
（1）病棟訪問
　病床にある患者は心理的に動揺し，精神的苦悩を抱え，それを支えきれない自分に苦悩している．CPE の受講者は患者のベッドサイドで直接患者に接して悩みに付き合う．そして，病床での会話を書きとめたものを verbatim（逐語録）とよび，毎回スーパー・ヴァイザーに提出して指導を仰ぐ．その verbatim に書かれた会話の内容を一つずつを吟味してもらい，適切であったかをスーパー・ヴァイザーから聞く．また，病床訪問ができるようになるためには，死に直面した患者に会うことを恐れてはできない．患者に同情したり不憫に思ってもならない．なぜならば，同情や不憫の感情をもって患者をみると，患者の真のスピリチュアルペインやスピリチュアルニーズをとらえることができないからである．病床訪問を適切に行えるようになることが，1つの課題となる．

（2）説教実習
　CPE では，一般に説教実習がある．死に直面した患者とその家族のための説教を考えるのである．死の危機にある患者とその家族のスピリチュアルペインを緩和し，スピリチュアルニーズを満たし，スピリチュアルな健康を回復するにはスピリチュアルな栄養が必要である．そこで，米国の CPE では，患者のスピリチュアルペインの緩和に応えるにはどんな説教が必要かを考える．患者にわかる説教であることはもちろんである．それはまた，患者と家族の必要に応えるテーマでなくてはならない．このような説教実習では，弱さ，痛み，救い，愛，赦し，和解，天国，希望などがテーマとして選ばれる．

（3）グループワーク
　CPE では，受講者同士でのケアも重要視している．それがグループワークといわれるものである．グループの中で互いに自分を開示しながら，自分を見直すのである．患者との会話の内容や患者との信頼関係を話すことで，受講者は自分の心の姿に気づいていく．ある患者に対して信頼関係を作りにくいのはなぜか．なぜ，ある患者との会話が困難なのか．またグループ内の人間関係のあり方に注目することで，受講者の心の偏見やゆがみ，傷に気づいていく．このグループワークよって受講者が互いの問題に気づくことで，スピリチュアルな感性を磨くことができる．また，自分では気づかない自分自身の問題を指摘されることで，心の視野を広げることができる．このグループにはすでに相互信頼が生まれているから，この信頼関係に支えられて真の自分をみつめることができる．このような相互信頼は，自己開示する際にはぜひとも必要な要件である．この相互信頼関係が癒しの体験を可能にしてくれる要因でもある．したがって，CPE では癒しを体験することが強調される．すべての人間は心に傷を負い，ゆがみや偏見にとらわれている．受講生自身が，深く自分をみつめることで自分の問題に気づいていき，自分が癒しを必要としている者であると気づき，癒しを経験する．これができて初めてチャプレンは患者や家族に癒しを伝えることができる．癒しの喜びを体験した者は，それを伝えることのできる要件をもちあわす．

（4）個人面接

　CPEでは，スーパー・ヴァイザーとの個人面接がなされる．スーパー・ヴァイザーは受講者が前もって提出している生育歴，履歴書，説教などを読んでいるので，そこから見つけ出した課題や問題を解決するために，個人面接が設けられる．面接は，スーパー・ヴァイザーと受講者が1対1の場合と，2対1の場合がある．2対1の場合は，一方のスーパー・ヴァイザーが問題や課題を指摘し，もう一方のスーパー・ヴァイザーが支える（サポート）役割をする場合が多い．その両者が受講者の真の問題や課題を直接扱うことになる．一般に受講者は，心の深い問題に触れられることを好まないから，防衛的になる．そのために受講者の真の問題の解決に至らないこともある．2人のスーパー・ヴァイザーが協力しながら指導に当たることで，受講者は自己開示しやすくなり，真の問題の解決に大きな力となる．

　このようなCPEを受講した者は，臨床心理士やカウンセラーと同等の能力があると認められている．よって互いに協力し合って病院内で働くことができる．また臨床心理士などの中に，特にキリスト教信仰の基盤に立つカウンセリングやケア・プロヴァイダーになる希望をもつ人が，CPEを受講する場合もある．

（5）スーパー・ヴァイザー（指導者）の養育

　CPEを担当する指導者は，一般にスーパー・ヴァイザーとよばれている．CPEのスーパー・ヴァイザーは，大学を終えた後（bachelor of art＝BA degree），基礎的神学教育を受け（master of divinity＝神学修士号），いったん牧師を経験したり，あるいは継続してCPEを受けてCPEの上級コースを終了する（1～2年間のadvanced course）．この上級コースの上にスーパー・ヴァイザー・コース（supervised course）があり，2～3年間の訓練を受ける．その後，口答試問に合格すれば，晴れてスーパー・ヴァイザーとしての資格が与えられる．結局，一般には大学教育（4年間）の後，6～7年間程度のCPEを受けるわけである．このような長い訓練を終えると専門職の資格をもつので，総合病院などでチャプレン室の責任者となり，後進の指導をすることとなる．

　このような訓練を受けてスーパー・ヴァイザーになる人は，神学的基礎知識と心理学的・精神医学的知識のうえに，十分な臨床訓練を経験しているので，患者の多様なニーズに応えることができる．

文　献

1) 松本信愛：患者と家族の心のケア―米国のパストラルケアに学ぶ．日本図書刊行会
2) Holifield EB：Pastoral care movement. Hunter RJ（ed）：Dictionary of pastoral care and counseling. Abington Press, pp 845-849, 1990
3) Tarumi Y, Taube A, Watanabe S：Clinical pastoral education；a physician's experience and reflection on ten meaning of spiritual care in palliative care. *J Pastoral Care and counseling* 57：27-31, 2003（この論文は，日本人の医師がスピリチュアルケアの必要を感じて，カナダで臨床牧会教育（CPE）を自ら受けた体験を語ったものである．CPEを受ける目的は，医療に携わる者としてスピリチュアルケアをより良く理解したいということと，自分をより良く理解したいとする2つである．実際のCPEを受講して経験したことは次の5つであると述べている．「脆弱さ」（vulnerability），「洞察力の高揚」（heightened awareness），「関係性」（relationship），「落ち着き」（serenity），「統合性」（integration）である．

注：たとえば臨床パストラルケア教育研修センター（〒830-0061 福岡県久留米市津福今町459-10）などがある

第15章　日本のスピリチュアルケア充実に向けて

　日本の病院や施設，在宅においてスピリチュアルケアが実現されていないことはすでに述べた．死の危機にある患者やその家族にとって，スピリチュアルケアはぜひ具体化してほしい課題である．スピリチュアルケアの具体的な実現に向けて多くの問題があるので，ここに整理して述べる．

第1節　日本的スピリチュアルケアの必要性

　今，私達日本人には日本的スピリチュアルケアが求められている．日本の自然，文化，習慣，人間関係，価値観，宗教などを十分考慮した，日本人の魂を支えるためのスピリチュアルケアである．患者も家族も「人間らしさ」，「自分らしさ」を保って，安らぎを得，自分の人生に納得ができ，死後の不安が取り除かれるようなケアである．特に，長い間馴染んできた日本の自然や文化が重視されることは当然なことであるが，その中で養われてきた一人ひとりのスピリチュアリティを敏感に受けとめて，日本的労りの心と死後の世界について，スピリチュアル・マインドのあるケアが提供される必要がある．しかし，この必要性が十分認識されていないのが現状である．これまでの医療では扱えなかったスピリチュアルペインへのケアに対して，もっと医療者が，自分の課題として受けとめる必要がある．すでに欧米などで行われてきたスピリチュアルケアの経験を検討し，その意義や結果を明らかにしながら，日本で可能なスピリチュアルケアの道を探る必要がある．欧米とは医療環境や文化的背景の異なる日本でのスピリチュアルケアの実現には，理論的にも実践的にも，また制度的にも解決しなくてはならない課題が山積している．今日までなされてきたスピリチュアルケアを再検討し，分析しながら実現可能な理論的体系を作り上げる作業が，早急に求められている．

第2節　時間の確保

　日本の多忙な医療者がスピリチュアルケアを行うことはほぼ不可能に近い．もちろん，多忙な中で患者を第一にしてスピリチュアルケアを実践している医療者がいるのも事実である．しかし，これは特別な例といえる．一般には，医師や看護師の現状の多忙さの中で，スピリチュアルケアを行う時間を確保することは非常に困難である．ケアを受ける患者やその家族と信頼関係を作り，魂の問題に触れるケアをするには時間の確保が必要である．時間の制約のないゆったりとした空間の中で，患者と家族は自分の魂の問題を徐々に開示していくが，忙しさに追われている医療者にはスピリチュアルケアを行うことはできない．日本の医療制度が，時間的余裕を医療者に与えるようにならなければ，スピリチュアルケアは実現化されにくい．スピリチュアルケアに携わる者を置くことで，十分な時間を患者や家族のためにとれるような医療体制が

求められている．

第3節 チャプレンの確保

可能であれば，医療者の中にスピリチュアルケアの専門職を置くことが望ましい．たとえば欧米には，患者や家族のために十分な時間を取ってケアできる職種であるチャプレンがいる．日本では，一般に病院付牧師と訳されているが，病院付宗教家のことである．このような職種の人が，宗教，教団，教派，宗旨に縛られずに，専門的にスピリチュアルケアに携わることが望ましい．

第4節 経済的基盤の整備

現在の医療は国民保険制度の上に成り立っている．そこで国民健康保険制度が，スピリチュアルケアの重要性を認めてその報酬支払いの制度を作る必要がある．この支払い制度が確立しない状態では，スピリチュアルケアはボランティアでしかない．

第5節 医療スタッフの疲労と挫折の回避

日本のホスピス・緩和ケア病棟のスタッフは，その業務の多忙さ，責任の重さ，スタッフ同士の人間関係の難しさゆえに疲労し，あるいは挫折して職場を去ることがある．また，死に直面した患者と家族に関わる業務は，健康な肉体と精神がなくては継続できない．患者やその家族と深い信頼関係ができ一体感をもったスタッフが，患者が弱っていく姿を見ることは心の痛むことである．このようなスタッフへのケアは，日本では十分に組織化されていない．チャプレンがこのようなスタッフへのケアをすることで，医療チームが最善の状態で患者や家族へのケアができる道が開かれる．したがって，今日の日本の医療では，スタッフへのスピリチュアルケアの必要性がきちんと認識される必要があるだろう．

現在，宗教立ホスピスでは宗教的理念に立ち，スピリチュアルケアの重要性を認めてそれを実施しているが，経済的採算はきわめて悪い．このような採算がとれない状態は，一刻も早く解消すべき時代になっている．

第6節 人材の養成（神学教育・人格教育）

適切なスピリチュアルケアを行うためには，スピリチュアルケアができる人材の養成が重要である．それには，スピリチュアルケアを担う人材の養成制度を確立する必要がある．

スピリチュアルケアは，危機状況にある人にとって重要なケアである．それゆえにスピリチュアルケア・プロヴァイダー自身が，挫折，絶望，弱さ，無力さなどを理解している必要がある．高度の診断や治療の知識，技術をもっている医療者が，病院やホスピス施設にいることは必須条件であるが，患者やその家族の人間存在全体を受けとめ，心の奥深くにある挫折感，絶望感を受けとめて，危機状況の中でも患者や家族が人間らしく生きていくためのケアが必要である．このようなケアのできる人材の養成が求められている．

さらに，宗教との関係に対する理解が問題になる．たとえばスピリチュアルケア・プロヴァイダーが宗教者であることは必要であるのか，あるいは宗教者に限定されないのか，という問題である．スピリチュアルペインの種類によっては，宗教家でない人でもスピリチュアルケア

は十分可能である．しかし，スピリチュアルペインの種類によっては宗教家である必要がある．たとえば激しい罪責感に苦しむ人に赦しを与えることは，宗教者なら可能である．

第 7 節 制度的問題

　現在の日本の病院は非常に閉鎖的であり，保身的である．この傾向は長い歴史の中で生き続けてきた．医療者が医療制度を占有して外部の者を排除してきた．いわゆる密室医療である．特に救命医療などは患者の生物的生命のみが重視され，患者の精神的不安や恐怖などへのケアは特になされていない．ICU，CCU などは，患者の家族でさえ時間的制限の中でしか面会できない状況である．このような医療現場では，宗教者も患者と自由に接触できないほどの排除の力学が働いている．患者と医療者が囲いの中にいて，宗教者は外にいて訪問も許されない．このような病院の閉鎖性，保身的体質を改めることが必要である．スピリチュアルケアの重要性がもっと認識されて，宗教者と医療者との間に協力関係が構築されることが必要である．

第 8 節 医療哲学の改革

　従来の日本の医療が，ホスピスの誕生や医療制度の改革の中で少しずつ変化してきている．しかし，それでも現在の医療は，治療中心，医療者中心，病院中心，管理中心であり，これを患者中心，生活の質（QOL）中心にする必要がある．この医療哲学の改革がなくては，スピリチュアルケアが根づくことはない．日本の医療は，技術的には高度になったが，医療が誰のためなのか，医療の目的，使命は何か，医療者の責任は何かなどという根本的問題がもっと議論されなくてはならない．このような医療哲学の再検討の中で，スピリチュアルケアの重要性が確認される必要がある．

第 9 節 総括

　わが国では，スピリチュアルケアが実際に具体化されているところは，わずかな宗教立病院だけである．その例としては，浜松の聖隷三方原病院，大阪の淀川キリスト教病院，京都の日本バプテスト病院，東京の聖路加国際病院，神戸アドベンチスト病院，聖姫路マリア病院，福岡の栄光病院，松山ベテル病院，熊本のイエズスの聖心病院，沖縄のオリブ山病院，長岡西病院などである．この他にもチャプレンが働いているホスピスもある．これらの病院，施設ではチャプレンが置かれてスピリチュアルケアに当たっているが，これ以外の日本の多くのホスピス・緩和病棟では，スピリチュアルケアはほとんどなされていない．これでは，ホスピス本来の目的を十分に果たしているとは思えない．スピリチュアルペインは，日本には少ないという意見もある．精神的ケアで十分だという考えである．現在，ホスピス・緩和ケア病棟では，精神的ケアの重要性が認識されて，医療者によって多少は行われている．その精神的ケアの対象の中には単に精神的苦痛だけではなく，スピリチュアルケアに関わるものもある．

　今後，日本の医療もサービス面が重要になる．より一層医療や看護の質が問われるようになるであろう．それは患者やその家族の満足度に関わることである．患者や家族の不満足感は，医療訴訟の原因にもなるので，病院は患者や家族の満足感を上げるための工夫が必要になる．

付録資料 1

〔資料①〕牧会配慮の評価と計画（パストラルケア・アセスメント/計画）

North Memorial　ノース・メモリアル
Health Care

患者名＿＿＿＿＿＿＿＿＿＿＿＿＿＿　面会日＿＿＿年＿＿月＿＿日＿＿時＿＿分
　　　　　　　　　　　　　　　　　　病室＿＿＿＿＿＿＿号

サポートシステム
　　連絡者＿＿＿＿＿＿＿＿＿＿＿＿　電話番号＿＿＿＿＿＿＿＿＿＿＿＿
　　患者との関係＿＿＿＿＿＿＿＿＿
　　その他の連絡者/関係・連絡法
　　＿＿＿＿＿＿＿＿＿＿＿＿＿＿＿＿＿＿＿＿＿＿＿＿＿＿＿＿＿＿＿＿
　　＿＿＿＿＿＿＿＿＿＿＿＿＿＿＿＿＿＿＿＿＿＿＿＿＿＿＿＿＿＿＿＿
　　＿＿＿＿＿＿＿＿＿＿＿＿＿＿＿＿＿＿＿＿＿＿＿＿＿＿＿＿＿＿＿＿

人生での重大な変化の情報

宗教的事柄
宗教＿＿＿＿＿＿＿＿＿＿＿＿＿＿＿　宗派＿＿＿＿＿＿＿＿＿＿＿＿＿
宗教に関する関係者＿＿＿＿＿＿＿＿＿＿＿＿＿　電話＿＿＿＿＿＿＿＿
宗教関連の必要事項（洗礼・聖餐式）＿＿＿＿＿＿＿＿＿＿＿＿＿＿＿＿
執行者＿＿＿＿＿＿＿＿＿＿＿＿＿＿＿　執行日＿＿＿＿＿＿＿＿＿＿＿

その他のスピリチュアルケア
　　＿＿＿＿＿＿＿＿＿＿＿＿＿＿＿＿＿＿＿＿＿＿＿＿＿＿＿＿＿＿＿＿
　　＿＿＿＿＿＿＿＿＿＿＿＿＿＿＿＿＿＿＿＿＿＿＿＿＿＿＿＿＿＿＿＿

継続的スピリチュアルアセスメント
　スピリチュアルな強さ
　　☐宗教的文化的な強度な関係をもち，実践している
　　☐強さの源である信仰や神との関係をもっている
　　☐明確な人生の意味感や目的意識がある
　　☐人と死について明確な安らぎがある
　スピリチュアルな関心事
　　☐宗教的文化的実践を妨げることは避けている
　　☐信仰や神との関係には疑いをもっている
　　☐役割の変化や人生の意味には関心がある
　　☐人生の問題には関心がない
　　☐孤独
　スピリチュアルな落胆
　　☐無意味感，無目的感
　　☐神からの離脱感と神への怒り
　　☐怒り，罪責感や苦悩のために信仰が薄らいでいる
　　☐治療の過程についての道徳的，倫理的関心
パストラルケアを希望していない　　☐

〔資料②〕霊的ワークシート
(ノース・メモリアル・メディカル・センター・ホスピス；ロビンスデール市ミネソタ州)

1. 2つの言葉の間に線があります．患者自身がどの位置いるかを考えて，そこに×印を記入ください．配偶者の位置には○を印し，患者にとって重要な人物の場合には，その人の頭文字をとって線の上に印してください．詳しい説明が必要なときには，別紙を利用してください．

   聖なるものの認識------------------------------超越者との交流の喪失
   葛藤------------------------------平静さ
   現実の受容------------------------------現実の否定
   孤独------------------------------連帯，交わり
   信頼------------------------------保身的
   病気に絶望------------------------------病気の受容
   苦難の意味の発見------------------------------情緒的苦痛の回避
   罪責感------------------------------赦されているとの確信

2. 次の問いは患者とその家族のスピリチュアルな状態を知るためのものです

   宗教的生活
   　　a 患者はどのようなスピリチュアルな生活をしていますか
   　　b 患者は自分のスピリチュアルな生活に満足していますか

   信仰と意味
   　　a 患者は自分の人生観をどう考えていますか
   　　b 病気の中で自分の人生観について，どんな考えをもっていますか
   　　c 現在の生活と死後の生活をどんなイメージで受けとめていますか
   　　d どんな絵画，音楽，自然やシンボルが自分にとって重要ですか．病気になって，それがどのような役に立っていますか
   　　e 自分の人生で意味深い貴重な記憶は何ですか
   　　f これだけはやっておきたいことがありますか

   信仰と希望
   　　a 希望とはどのようなものだと考えていますか
   　　b 患者にとって希望はなんのための希望ですか

3. 記入日　　年　　月　　日

サインと職責 _____　　サインと職責 _____

〔資料③〕スピリチュアリティ自己評価表

　この評価の目的は，あなたのスピリチュアリティの発達状態を評価して，ケアに役立てようとするものです．健全なスピリチュアリティを保つことは，アルコール依存症から回復するために役立つものです．この評価表でわかったことは，医療チームが治療に役立てます．

1) 宗教的背景について簡単に書いてください

2) 自分では宗教的な人間だと思いますか．簡単に説明してください

3) スピリチュアルな体験だと思ったことがありますか

4) 依存症から回復するのに，スピリチュアルな成長が役立つと思いますか
　　　　　はい　　　　　いいえ　　　　　わからない　　　　　その他

5) 神を思い浮かべると，どんな感じがしますか
　　　よくわからない　　　　　混乱　　　　　　　　　その他の感情をお書きください
　　　怒り　　　　　　　　　罪責感
　　　愛　　　　　　　　　　助けられている感じ
　　　悲しい　　　　　　　　裁かれている
　　　怖い　　　　　　　　　恥ずかしい
　　　無力感　　　　　　　　何も感じない
　　　幸福　　　　　　　　　大きすぎる
　　　ゆるされている　　　　喜び
　　　非難されている　　　　平安
　　　待ちこがれている

6) 超越的な力についてどんな感じがしますか
　　　今までに聞いたことがない
　　　私の理解では言いようのない力
　　　私が超越的な力を支配している
　　　わからない
　　　超越的な力とは無関係
　　　超越的な力が私を裁いている
　　　私の超越的な力が私を罰している
　　　他に書きたいことがあれば書いてください

7) あなたは祈りますか
　　　よく祈る　　　時々　　　めったに祈らない　　　まったく祈らない

8) あなたが今もっている「霊的宗教的ニーズ」か「質問」で一番知りたいことは何ですか

　　　　　　　　Vandecreek L (ed)：Spiritual need and pastoral services,
　　　　　　　The Journal of Pastoral Care, Spring 1995, Vol. 48, No. 4, p.39（訳：窪寺俊之）

付録資料 2

[白書]
チャプレンの健康管理上の役割と重要性

レリー・ヴァンデクリ
チャプレン協会（The Association of Professional Chaplains）
臨床牧会教育協会（The Association for Clinical Pastoral Education）
カナダ牧会実践・教育協会（The Canadian Association for Pastoral Practice and Education）
全国カトリック・チャプレン協会（The National Association of Catholic Chaplains）
全国ユダヤ人チャプレン協会（The National Association of Jewish Chaplains）

要約

この白書は，スピリチュアルケアの役割と重要性を書いたもので，北米にいる1万人を超えるチャプレンが所属する五大団体が準備したものである．この白書は五大団体の全体の一致した考え（コンセンサス）を現わし，スピリチュアルケアに関する五大団体の視点を示している．それは個人・団体・地域にも利益をもたらすものである．

この白書では，「スピリチュアリティ」という語は，「宗教」という語を包括するものである．そして，「スピリチュアルケア」の中に「牧会配慮」（パストラル・ケア）も含まれる．病院などではスピリチュアルケアの援助者は，しばしばチャプレンとよばれている．当然，別の名前が付けられることもある．たとえば，スピリチュアルケア・プロヴァイダーなどである．

この白書は，四章から構成されている．

1．スピリチュアルケアの意義と実践

ここでは，スピリットはすべての人の自然な側面であることを示し，かつ，スピリチュアルケアの本質を定義する．スピリチュアルケアに注目することは，健康上当然のことであるという基本的理解が前提に立っている．スピリチュアルケアと健康の関係と諸問題を明らかにする．

2．スピリチュアルケアの実践者は誰か

専門的教育を受けたチャプレンがスピリチュアルケアを提供する．ここでは，チャプレンの教育，技術，資格について触れる．

3．チャプレンの機能と活動

ここではチャプレンの典型的業務を簡単に紹介する．その際，個人へのケアとチームの中での役割などを中心に紹介する．

4．チャプレンの提供するスピリチュアルケアの利点

ここでは，チャプレンが患者，家族，スタッフ，組織，地域にどのような利益をもたらすかなどを説明する．

アメリカ病院認定合同協議会（The Joint Commission on the Accreditation of Healthcare Organization in the U.S.）は，「患者は本人の尊厳を守り，その文化，心理社会，霊的価値を尊重されるケアを受ける基本的権利がある」と述べている．カナダにおける協議会も同様の声明文を公にしている．患者の必要に応える規則と努力は「精神，心，魂の統一体としての人間のスピリチュアリティに注目することは，医療看護に関わる団体が目指している目的に益するものである」という理念に立っている．

第I章　スピリチュアルケアの意義と実践
【スピリットはすべての人間に生得的に備わったものである】

「スピリット」の原義を汲み取って，メイ（May）は「スピリットにはエネルギーや力という意味が含まれている」と述べている．「スピリチュアリティ」という語は，それだけではなしにすべての被造物との関係性の認識，存在への感謝，さらには意味感を含んだ目的を表している．数年前まで，スピリチュアリティと宗教の区別がなされず，やっと最近になって区別されて用いられ

ている．宗教は明確な組織・礼典・教義をもっている．宗教と医学は数千年の間，密接な関係をもってきたが，科学が発達するに至って，この2つの間に距離が生まれた．「スピリチュアリティ」という語が，一度は分離していた宗教と医学の関係をもう一度，結び合わせることになった．この白書では「スピリチュアリティ」は「宗教」を包括するものと理解し，スピリチュアルケアは牧会ケアを包括している．医療や介護でスピリチュアルケアをする人はチャプレン（病院付牧師）とよばれているが，別の場所ではスピリチュアルケア・プロヴァイダー (spiritual care provider) とよんでいる．

「スピリチュアリティ」という言葉は，人間がどのような存在かを示していて，故障箇所を治療すればよいというような単なる肉体的存在ではないことを表している．人間のスピリチュアリティは健康維持に貢献し，病気，トラウマ，喪失，人生の転機を上手く乗り切るように，身体と心と魂を一つに統合させてくれる．危機に直面するとスピリチュアリティが覚醒し，問題解決を助けてくれる．多くの人は，スピリチュアリティがもつ病気回復の力を信じている．そして，アメリカ人の82％の人は，個人的祈りの癒しの力を信じており，病気になると祈り，かつスピリチュアルな事柄に関心をもつ．

人々は，しばしば，伝統的宗教行事や信念，そして積み重ねて来た信仰的人生観を働かせて，宗教団体の中でスピリチュアルな関心を満たしている．人々は祈り，聖典を読み，その宗教の伝統で培った儀式を個人生活や教会生活の内で実践している．宗教的信仰は良くも悪くも健康に影響を及ぼすものである．

伝統的宗教の外に，スピリチュアリティを求める人もいる．伝統的宗教の内か，外かの違いはあっても，すべての人は深い実存必要と関心をもっている．伝統的宗教の内にいる人も外にいる人も，深い超越体験，不思議，畏敬の念，歓喜，自然・自己・他者との連帯感，そして闘病中でも自分の人生には意味があると思い，希望を失わないようにしている．それぞれの人の人生そのものを支えることがスピリチュアルケアである．それぞれ人は，「私の存在の理由は何か」，「なぜ，私は病気なのか」，「私は死ぬのか」，「死後，私はどうなるのか」などというスピリチュアルな疑問を抱えているからである．宗教がもつ宣教内容や日常牧会業務の中に，スピリチュアルケアに関してしっかりとした方策をもっていないと，宗教は悪い部品を修理・交換するための肉体的修理工場に成り下がってしまう危険がある．このような「管理だけして心のない監獄」(prisons of technical mercy) は，人間の統合性や広がりを見失うことになってしまう．

【スピリチュアルケア―医療看護介護との関係】
1．健康に関連する諸機関は，スピリチュアルニーズに応える義務がある．理由は患者はスピリチュアルケアを受ける権利があるからである．

政府やその監督機関では，スピリチュアルニーズに十分な配慮をすることを求めている．健康に関連する機関に認可を与えているアメリカ病院認定合同協議会 (The Joint Commission on the Accreditation of Healthcare Organization in the U. S.) (JCAHO) は，次のように述べている．「患者は個人の尊厳を守り，自己の文化，心理，社会，霊的価値を尊重する適切なケアを受ける基本的権利をもっている」．カナダ病院認定委員会 (1999年) は次のように述べている．「サービス計画を立てる際には，医療チームは，患者の肉体的，精神的，霊的，情緒的必要に配慮すること．医療チームは患者の文化的，宗教的信条を尊重し，患者の日常の文化的，宗教的実践を継続できるようにする必要がある．患者自身の価値観を尊重し，健康に関連する諸機関は，患者の権利宣言を作る必要がある．その中で医療者はすべての患者，援助者，病院のスタッフの尊厳と文化的，信条的，宗教的，霊的必要に十分配慮すると宣言しなくてはならない．このような配慮は，もしも，精神，心，魂が等閑にされるならば，肉体的治療だけでは十分ではないということを示しているものである」．

健康に関わる専門家は，自分の健康を全人的に扱ってほしいと希望する患者が年々多くなっていることに気づいている．過去数年，ハーバード大学の心臓の専門医のヘルベルト・ベントンは医療の専門家のための教育的プログラムを1年に2回ほど開催してきた．そこでは，医学とスピリチュアリティと癒しの関連性を扱ってきた．長年の研究の結果，ベントンは次のように結論している．「私自身が驚いたのだが，私の研究結果によれば，私達の肉体は，祈りや宗教的実践で安らぎを得たり，あるいは癒しを経験するものである」．チャプレンは患者の価値観・信仰を尊重し，それに応えるものである．健康について今まで以上に全人的に対応したい．

2．危機的病状にあるときの恐怖・孤独は，霊的危機をもたらしスピリチュアルケアを必要とさせる．

　生物学的な事柄であっても重篤な病気になると，患者は怯え所属する共同体から孤立してしまう．肉体的衰え，知的能力の減退，自律性の喪失，仕事上・家族内での立場の喪失，感情の平静さの喪失は悲嘆を伴うし，生きる意味，目的，価値観に重大な影響をもたらす．
　チャプレンはスピリチュアルケアを実践することで，危機にある人々に応えていく．特に，超越的なものを強調し，生活共同体との関係を重視し，人々が癒され回復するようにケアする．チャプレンは患者や家族に提供される医学的情報に注意しながら，特に，医学的専門用語が理解できるように援助する．

3．治療が不可能になり，患者が人生の意味を疑い出したときが，スピリチュアルケアが重要な役割を果たすときである．

　病気の治癒の見込みがないとき，患者の気持ちに寄り添い慰めを与えることがケアの中心になる．死の接近によってスピリチュアルな問いが生まれる．その結果，不安，落胆，失望，絶望がもたらされる．チャプレンは患者が超越的な意味・目的・価値に目を向けるように有益なスピリチュアルケアを提供する．

4．職場の環境は，スタッフのスピリチュアルニーズを生み出し顕在化するものである．つまり，そのスタッフの団体にとってもスピリチュアルケアが重要であることを示している．

　ミットロフ（Mitroff）とデントン（Denton）は，組織の中でのスピリチュアリティについての画期的研究をした．その特徴は，組織の中で働く人は自分が組織の中の部品になったり，組織の一部に成り下がってしまうことを望んではいないということである．また，意味，目的，全体性，統一性を求める気持ちは常に変わらず，終わりがないということである．別の研究では，個人としても組織としても，それぞれが物語をもっていてそれが重要だということである．個々の物語が，病院で働く人自身のストレス解決の力になるということである．ストレスは，組織に対する心遣いからくるもので，組織は職員こそもっとも大切な宝であるという認識があるからである．チャプレンは「自己理解と創造性を呼び覚まし…　ときどき私の人生に光を当ててくれる」物語を引き出すことに熟練している．
　スピリチュアルケアは，病院の仕事環境をよくするのに貢献する．チャプレンは職種間の壁を越えてチームメンバーの中で中心的役割を果たす．チャプレンは患者へのケアに疲れているスタッフをケアする．チャプレンはスタッフが問題解決できるように援助するだけではなく，スタッフに活動力を与えて，新しい仕事の意味や価値を見つけ出すための援助をする．

5．医療機関にとっては，限られた資源の配分が道徳的・倫理的問題になったときには，チャプレンの存在が重要な意味をもってくる．

　判断の難しい倫理的問題が今日のような高機能機器の医療のシステムでは次々に起きてくる．たとえば，積極的治療の差し控えの決断などである．このような決断には，個人的価値観やそこにいる人たちの信仰が絡み合うことは避けられないことである．チャプレンはしばしば，倫理委員会のメンバーであったりするが，複雑な問題の影響を直接受ける患者や家族に対しても，また，スタッフに対してもスピリチュアルケアを行う．

【スピリチュアルケアを必要とする状況】
・緊急治療
・長期療養で生活への介護
・リハビリテーション
・心の健康
・外来患者
・精神的知恵遅れ，発達異常
・ホスピスや緩和ケア

第II章　スピリチュアルケアの実践者は誰か

　多種多様な職種の人がスピリチュアルケアを患者に提供できる．スピリチュアルケア・プロヴァイダーの中心は，家族，友人，本人の信じる宗教団体の仲間，あるいは病院のスタッフなどが含まれる．本人が所属する教会の牧師は，その宗教の特徴的側面からスピリチュアルケアを提供できる．たとえば，相談に乗ったり，あるいは必要な儀式なども行うことができる．病院にチャプレンがいるからといって，地域の宗教者の活動にとって代わるものではない．むしろ，入院して緊張の高い医療環境に置かれる中で患者が必要とするケアをチャプレンは提供する．チャプレンはすべての人が，今受けている医療の中でも，信仰を失わずに生きられるように所轄の援助を提供し，患者の所属する牧師の働きを補助するのである．

　宗教的に熱心な人の多くは，自分が入院したときには，自分の教会の牧師には通知しないことが多い．また，多くの患者は健康を害したときに，助けを求める宗教関係者をもっていない．ある研究では，入院患者のたった42％しか助けを求める魂のカウンセラーをもっていない．彼らは自分が病気になったことを宗教家には話さないのである．その理由はプライバシーや秘密保持が守られないのではないかと心配したり，あるいは宗教的リーダーが理解してくれないのではないかと危惧するからである．

　チャプレンは，必要な人にはだれに対してもスピリチュアルケアを提供できる人である．特別の教育を受けているのでスピリチュアルな必要を満たす資源のネットワーク作りによって，患者が上手に問題解決できるようにケアしている．チャプレンは秘密保持を厳守するので，患者が自分の本当の問題を話すことのできる安全な環境を作り出すことができる．チャプレンは自分の所属する教団や，チャプレンの認定団体や自分の勤める病院に対して，専門家としての説明の責任を果たすことができる．チャプレンもその認定団体も北米にいる多人種，多文化の人達も真の誠実さと真実をもっている．チャプレンの数は増加の傾向にあり，白人以外の人達やキリスト教徒でない人達の数が増えてきている．

　チャプレンは神学的にも，臨床的にも訓練を受けた聖職者であるか，あるいは信徒である．次のような特徴をもって仕事をしている．

- 多文化，多宗教への注意を払っている
- 患者への霊的宗教的傾向を尊重する
- 個人や援助者が病気になったときの影響について理解している
- 病院組織やそこに働く人の心理的影響を理解している
- 専門的チームの一員として患者へのケアの説明責任を負っている
- 自分の信ずる信仰集団に説明責任を負っている

　北米ではチャプレンは少なくとも，全国規模の団体の一員でなくてはならない．この白書はそれらの団体が作ったもので牧会資格認定合同委員会（The Joint Commission for Accereditation of Pastoral Services）で承認されている．

- 専門的チャプレン協会（会員数　約3,700人）
- 臨床牧会教育協会（会員数　約1,000人）
- カナダ牧会実践・教育協会（会員数　約1,000人）
- 全国カトリック・チャプレン協会（会員数　約4,000人）
- 全国ユダヤ教チャプレン協会（会員数　約400人）

　北米でもカナダでも専門的チャプレンとしての資格を取り，維持するためには次のようなことが必要である．

- 大学院での神学教育を受けていること．あるいはそれと同等の教育があること
- 宗教団体からの推薦を受けているか，あるいは一般的に認められている宗教団体の正式メンバーであること
- 大学院レベルでの1年間の臨床牧会教育を受けていること，これはしっかりした組織によって承認された認定プログラムであること
- 臨床的訓練を十分受けていること
- 毎年必要な継続教育を受けていること
- 病院のチャプレンとしての専門的倫理を厳守していること

・専門家同志での集まりで十分な能力があることを示していること

第Ⅲ章　チャプレンの機能と活動

　チャプレンの活動は，患者，家族，スタッフ，ボランティア，地域の人などとの関わりの中で行われる．すべての仕事を一人のチャプレンができるわけではないし，その必要もない．チャプレンの活動は次のようである．

1．信仰をもち，かつ，しっかりと信仰生活をしている人々の間では，チャプレンの存在は宗教的信仰に立った癒し，支持，指導，和解を明確に示している存在である．

2．チャプレンには，宗教的偏見はなく，信徒獲得などの意図もない．
　チャプレンは病院のために活動しているので，信仰を強要する人達から患者を守ることに努めている．

3．患者に共感的に耳を傾け，落ち込んでいる人に理解を示し，患者を支えるスピリチュアルケアを行う．典型的なものとしては以下の通りである．
  ・悲嘆や喪失した人へのケア
  ・危険にある人とそうでない人を見分ける（宗教的霊的葛藤から回復して十分適応している人とそうでない人を見分ける）
  ・臓器提供を望んでいる人へのスピリチュアルな事柄の諸調整
  ・危機介入，危機的ストレスへの援助
  ・スピリチュアル・アセスメント
  ・援助者とのコミュニケーション
  ・スタッフ間のコミュニケーションの円滑化
  ・スタッフ同士，患者，家族間のもめごとの解決
  ・院内外の機関への紹介，あるいは連絡
  ・亡くなった後の諸々の事柄に関する決断や理解の手助け
  ・個人的危機，あるいは仕事上のストレス緩和のためのサポート
  ・組織変更や組織上の危機の際の組織的援助

4．チャプレンはケアチームの一員として次のようなことを行う．
  ・医師の回診，患者のカンファレンスに参加して，患者へのスピリチュアルケアの視点から発言する
  ・職種の異なる人達の教育に参加する
  ・チャートの中にスピリチュアルな事柄について記載する

5．チャプレンは礼拝などの宗教的儀式を企画し，執行する．
  ・祈り，黙祷，聖書の朗読
  ・礼拝や礼典の執行
  ・祝福式や礼典の執行
  ・記念会や葬儀の執行
  ・誕生やライフサイクルの変わり目での式などの執行
  ・聖日の諸礼典の執行

6．チャプレンは医療上の倫理問題に関わり指導する
  ・患者と家族が今後の医療方針を決定するときの援助をする
  ・患者，家族，スタッフ，病院と一緒になって価値観に関わる問題を解決する
  ・倫理委員会や院内の検討委員会に参加する
  ・スタッフや患者が抱える倫理的問題について相談にのる
  ・病院の方針や活動に関して，問題がないかについて意見を述べる
  ・院内教育の実施や指導を行う

7．チャプレンは宗教的・霊的問題と病院の活動との関係について，医療チームや地域に説明をする．以下のような方法がある．
- 信仰や文化が治療に影響するようなときには，信仰や文化を解釈したり分析したりする．
- スピリチュアリティと健康の関係について，講演会などを開く
- 効果的病床訪問をしようとする際の病院の手続きについて，地域の宗教的代表を教育する
- ボランティアとしてスピリチュアルケアに携わる宗教者の指導と監督を行う
- 神学生，牧師，宗教的指導者のための臨床教育プログラムの指導
- 教会員の健康プログラムの企画
- 医学生のための宗教やスピリチュアリティと医療との関係についての教育

8．チャプレンは仲介者であり，調停役である．医療システムの中で，以下のような方法で発言する．
- 病院と患者，家族，スタッフの間に入って意見を代弁したり，調停を行う
- 病院の方針などを，患者，地域の牧師，宗教的団体に説明したり知らせたりする
- 患者，家族，スタッフが相談や指導を受けれるよう，安心して話せる立場にある人間であることを旗色鮮明にしておく
- 地域の問題や関心を病院に伝える

9．チャプレンは仲介者として，患者が補助治療の適応者に当たるかどうかの評価をしたり，調整の役をしたりする．
　患者の中には決まりきった治療法以外の治療を受けたいと思う人が多くなってきている．これらの補助治療法は，宗教を基盤にしているものが多い．また，チャプレンはその方法を自らも応用できるし，紹介もできる．たとえば以下のようなものである．
- イメージ療法，リラクセーション訓練
- 瞑想
- 音楽療法
- 身体的接触

10．チャプレンやチャプレンの認定団体は，スピリチュアルケアを研究することを奨励し，援助している．
　多くのチャプレンは研究を行えるような環境にはない．そこで研究目的専門の人が雇われている．徐々にではあるが，チャプレンが次のような方法で研究に加わるようになってきている．
- スピリチュアル・アセスメントや霊的危機を判断する道具の開発
- 患者と家族がもっと満足できるような基準や職員配置の考案
- 関連領域の研究者と一緒になって学際的研究を行い，医学，心理学，チャプレンなどの雑誌に結果を発表する
- 全国大会などでスピリチュアルケアの研究を促している

第IV章　チャプレンの提供するスピリチュアルケアの利点
　患者と家族，院内のスタッフ，組織，地域，経験的研究の結果，徐々にチャプレンを置く利点がわかってきた．チャプレンの働きは，次の4つの点で顕著な成果をもたらす．

A　患者と家族の利益
　まずは患者と家族における利点を挙げる．
1．宗教的霊的信仰と実践を支援する
- 信仰や信念をもち，信仰に生きている人と健康との関係を調べる研究が徐々に増えてきた．死亡率の研究を行った42の論文には，約126,000人が関わっていて，その研究のデータを基に分析すると，宗教をもたない人よりも宗教をもつ人のほうが寿命が長いことが明らかになった．
- 約600人の重篤な内科的病気をもった高齢患者を対象とした調査で，慈愛に満ちた神様を信

じ，また牧師や信徒からの支えを得ている人はそうでない人と比べると，病気が深刻な状態であると知った後でも落ち込むことが少なく，生活の質（QOL）が高いことが明らかになった．
- 1,600人のがん患者の研究では，患者の言葉によれば，スピリチュアルな生命の質が高まったときは，肉体的状態がよいときであるという．疲労と痛みが激しい患者でも，霊的に満たされた状態にあると確かにQOLが高いということが明らかになった．

まとめ：これらの研究とそれ以外の研究からいえることは，信仰をもっていること，あるいは，信仰生活をしていることが，情緒的，肉体的健康に影響を与えるといえる．チャプレンは，以上のような宗教的・霊的な生活を支え，あるいは強めるのに中心的役割を果たしている．

2．病気中の宗教的・霊的コーピングの重要性
- 宗教的解決方法は，非宗教的解決方法と無関係ではないが，解決に独特の貢献をしている．宗教的，非宗教的な解決方法は機能的には重複するものではない．
- 高齢者の研究では，半数以上の人が宗教は闘病中のもっとも大きな救いであったと答えた．
- 別の研究では，44％の患者が宗教は闘病中や入院中のもっとも大きな救いであったと答えている．
- 乳がんの女性を対象とした研究では，その88％が宗教は重要であったといい，さらに85％の女性が宗教は役に立ったと報告している．
- 同様な研究で，93％の子宮がんの女性患者が，宗教が希望を与えてくれたと報告している．
- 乳がんの外来患者の研究では，76％の女性が自分の病気が快方に向かうようにと祈ったとしている．
- 研究結果によれば，霊的に健康であると苦痛があっても，不安，絶望，孤独などを和らげることができるとしている．また多くの患者は，チャプレンが自分達を助けてくれると期待している．
- Kパラグメントは著書の中で，闘病中の宗教の重要性について多くの研究を挙げている．

まとめ：人は病気のとき，あるいは苦しいとき，助けを求めて，霊的なものに目を向ける．チャプレンは患者の助けを与えられるような教育を受けている．

3．霊的落ち込みへの対応
- 多くの研究が霊的落胆は肉体に深刻な影響を与えると指摘している．霊的落胆は宗教的霊的葛藤・懐疑が解決できずに生じてくる．霊的落胆は健康を害し，回復を遅らせ，病気の受け入れを困難にする．

まとめ：チャプレンは患者が霊的落胆にいることをいち早く察知する．また，宗教的霊的問題を解決するための援助にも大きな役割を果たす．患者はチャプレンの援助を得て，健康を回復していく．

4．家族へのケア
- しばしば家族は，入院中の患者と同じくらい落ち込んだり，場合によっては患者以上に落ち込むこともある．ある研究によれば，チャプレンの働きの中でもっとも重要なのは，病気の苦しみや入院の大変さへの共感をもって家族を支えることだという
- ある研究では，対象の56％が愛する者が病気になったときにその苦しみと戦うのに宗教が重要な助けになったことを明らかにしている
- 他の研究では，家族のほうが患者よりも，チャプレンから受けたスピリチュアルケアが助けになったことを明らかにしている
- スピリチュアルケアを受けたと感じる患者を世話している家族は，スピリチュアルケアがなかったと感じる患者を世話している家族と比べて，前者のほうがずっと健康でストレスが少ないと報告している．

まとめ：家族の一員が病気のとき，家族は宗教的霊的助けに頼るものである．チャプレンの家族へのケアは大きな意味がある．

5．チャプレンによるスピリチュアルケアに対する患者・家族の満足度
- 複数の研究の結果，70%程度の患者は自分の病気に関わる2，3個のスピリチュアルニーズがあることに気づいている．
- 緊急入院した患者の研究では，全体の1/3～2/3の人達は，スピリチュアルケアを望んでいる．
- チャプレンが家族へスピリチュアルケアを行ったときには，患者は再入院の際にもその病院を選択することが多い．
- チャプレンの働きに対する患者・家族の満足度に関する大規模の研究では，次のことが明らかになった．
  ①大多数の患者はチャプレンによるスピリチュアルケアに非常に満足している．
  ②チャプレンの働きに対する満足度は，患者自身よりも家族のほうに高かった．
  ③チャプレンの患者訪問は，患者の入院生活を和ませるという．なぜならチャプレンの訪室は患者には慰めを与え，かつ患者の心を解きほぐしてくれるからである．
  ④チャプレンは患者の回復を助け，自宅に戻るための準備を促してくれる．それはチャプレンの訪問が希望を与えてくれることによる．

まとめ：患者や家族は患者が入院中，しばしば，自分たちの内にスピリチュアルニーズがあることに気づいている．専門的なスピリチュアルケアを欲している．だからこそ，ケアされるとその評判を他の人にも伝えてくれるのである．

B．院内職員にとっての利益

　患者や家族へのケアは，医師や看護師はもちろん，その他のスタッフにもストレスが多い．このようなストレスは最近徐々に大きくなりつつある．その理由は，経済的理由から少人数のスタッフで重篤な患者の世話をしなくてはならないからである．

　チャプレンは長期間療養の患者と家族に，心のこもった温かい援助を与えることができる．そうすることで，医療者は別の仕事に時間を割くことができるし，ストレスを軽減することにもつながる．

　またチャプレンは，医療スタッフの個人的問題の解決にも大きな力を与えることができる．チャプレンが支持的援助をすることで，働く意欲を高め燃え尽きてしまうのを避けることができる．結果的に職員が退職したり，病気になるのを減らすことができる．ある研究によると，集中治療室（ICU）の医師や看護師の73%は，医療スタッフを慰めることはチャプレンの重要な働きだと考えており，32%の医師や看護師は，チャプレンは医療スタッフの個人的問題にも関わるべきだと考えている．

C．病院にとっての利益

　専門的教育を受けたチャプレンが病院内にいることで，次のような利益を受けることができる．
- チャプレンがいることで，病院は心の行き届いたスピリチュアルケアを期待している患者の必要に応えることができる．その結果，病院の評価を高めることができる．高機能の医療機器，入院期間の短縮化，そして医師をはじめとするスタッフとの接触が少なくなってしまった時代では，患者が自分の個人的問題や霊的問題について相談できる人という点で，チャプレンの存在は大きい．
- チャプレン・スーパーヴァイザー（訳者注：チャプレン養成の指導者）としての教育を全国的組織で受けて認定されたチャプレンは，認定を希望する宗教的指導者や信徒向けの準備プログラムを企画することができる．神学生が春・夏・秋・冬学期のコースを受講しても奨学金は出ない．それだから病院にとっては，神学生が行うケアは無償サービスということになり，病院にとっては有益である．（神学校卒業後，1年間の臨床牧会教育を受ける受講生は，一般的に奨学金が支給される）このようなプログラムは，病院にとっては低コストでスピリチュアルケアを提供できることになる．
- チャプレンは地域の宗教家と良好な関係が築けるし，またそれを継続することができる人である．
- チャプレンは，患者や家族の不満を緩和させることで，訴訟などを回避させることができる．患者，あるいは医療者が感情的になったり，脅迫的になったりしたときには，チャプレンが

院内の適切なネットワークを動かして，対立した感情をおさめることができる．
- チャプレンは望ましくない宗教活動に患者が巻き込まれないように守衛の役割をして，望ましくない霊的介入を防ぐことができる．専門的倫理規定は，チャプレン自身は患者や家族の多様な信仰と生き方を尊重しなくてはならないと誓約している．
- チャプレンは患者や家族が自分たちの価値観に合ったような最後を迎えられるよう医療を選択できるように援助する．また，患者や家族の希望を医療スタッフに伝える助けをする．価値観を明確化し，コミュニケーションを円滑にすることは，経費の削減と不必要なケアをなくすことにつながり，病院にとっても有益である．
- チャプレンは肉体，精神，魂への癒し促進のための，病院の使命，価値観，社会正義を明確にする文書を作成する助けになる．特に，信仰を基盤にもっている病院にとっては，チャプレンの存在は病院の使命を明確にし，かつ使命の遂行に大きな働きをする．
- チャプレンは，病院が認定病院としての認められるための基準を満たすという点で病院を助けることができる．その根拠として，患者はスピリチュアルケアを受ける権利があるというのがある．
- チャプレンによるスピリチュアルケアはコスト的には安上がりである．チャプレンのコストがいくらぐらいになるかという報告がある．それによれば専門的教育を受けたチャプレンの働きは1人の患者を訪問したとき，＄2.71〜＄6.43(訳者注：日本円では，約300円〜800円程度)である．HMOに属する管理職にある人の約3/4は，霊性(個人的祈祷，黙祷，霊的宗教的生活など)ケアは，健康によい影響を及ぼすので，結局，経費を少なくすることができるとしている．

D．地域にとっての利益

病院・施設は，以前に比べてずっと地域との関係を深める努力をしてきている．チャプレンはその面でも大きな貢献を果たすことができる．以下，その例を示す．
- 地域の健康プログラムを生み出したり，協力をすることができる
- 地域の人が死別や危機や病気中のとき，支援グループを組織できる
- 地域で航空機事故，天災，暴力事件に巻き込まれて，危機や災難にあっているときに支援や協力ができる
- 教会の牧師や信徒のグループ，そしてホームケア・ホスピスの人々との関わりが大切なスピリチュアルケアを継続的に提供する
- スピリチュアルケアのための訪問や，信徒の支援を希望する信徒のボランティアの教育プログラムを立ち上げることができる
- 地域の宗教者との良好な関係を保持すること
- 地域の人のために，教育的セミナーを開催する

結論

医療改革による混乱が生じているときには，決定する立場にある人は，財政の許す範囲でどんなサービスが可能かを探し求めている．質を落とさず，組織や地域の中で良好な関係を保持しようとする．そのような情勢の中で，チャプレンは最適の立場にあって，上記のような必要に応えるものである．スピリチュアリティについて昔から受け継いできた知識に立ちながら，肉体，精神，心，魂の癒しのためにチャプレンは貢献しようとする．

(参考文献は省略，翻訳は窪寺俊之)

出典：Van de Creek L, Burton L（ed）：A white paper-professional chaplaincy；Its role and importance in healthcare. *J Pastoral Care* **55**：81-97, 2001

付録資料 3

　本資料は，現在，桃山学院大学で教鞭をとり，2002年秋～2003年夏までの1年間，同大学特別研究員として米国のスタンフォード大学病院で，客員臨床牧会教育・スーパーヴァイザーをされた伊藤高章先生の報告である．研修開始後，4カ月余りが過ぎたとき，伊藤先生から筆者へ届いた手紙である．この報告には米国でのチャプレン教育の様子と，スーパー・ヴァイザーの仕事内容などが報告されていて，チャプレンの教育事情を理解するのに有益である．このような経験をもった日本人が少ない現状の中で，実際に経験された伊藤先生の資料は貴重である．今後の日本におけるチャプレンやスピリチュアルケア・プロヴァイダーの養成を考えるうえで有益である．

スタンフォード大学病院での臨床牧会教育（CPE）スーパー・ヴァイザー研修報告

　Stanford Universityの一部に，Stanford University Medical Centerという組織があります．ここには，School of Medicine（医学大学院）と，2つの病院（University Hospital, Lucile Packard Chidren's Hospital），そして診療所が含まれます．University Hospitalは，400床余りの比較的小さな病院です．しかし，地域の救命救急センターであり，屋上のヘリポートには，ひっきりなしにヘリコプタが降りて来ます．臓器移植の拠点でもあります．有名な癌センターもここにあります．

　私の所属するDepartment of Community and Patient Relations, Stanford University Hospitalは，医学以外のリソースを地域から集め，病院の様々な活動に取り入れるための部署です．具体的には，マッサージ・セラピー，アート・セラピー，スピリチュアルケア，通訳などの専門家を管轄するほか，病院内のコンサートの企画や壁に飾る絵画・写真の管理，病院ボランティアの教育・スケジュール管理，在宅病者のためのボランティアワーカー派遣などを行っています．医学的治療を中心にしながらも，医療におけるケアの裾野の広がりを実現させている部署です．

　スピリチュアルケア部門には，専任のチャプレンが5人，チャプレン・レジデントといわれる研修生が4人，レジデントの教育に当たるスーパーヴァイザーが（私を含め）3人居ます．これに加えて，ボランティア・チャプレンとして登録している人たちが150人ほど居ます．病院のスピリチュアルケア部門は，interfaith（超宗教，超教派）の姿勢を保っており，これらの人材によって，キリスト教（カトリック，プロテスタント，モルモン），ユダヤ教，イスラム教，ヒンドゥー教，仏教などの具体的な宗教上のケアも行われています．

　私は，Visiting Supervisorとしてこの部門に属し，もう一人のスーパーヴァイザーと共に，スタンフォードと密接に関係している退役軍人病院での研修生も合わせて7人の指導に当たっています．研修は，臨床牧会教育協会（Association of Clinical Pastoral Edication；ACPE）のカリキュラムに則って行われます．このカリキュラムで最低1年（4 Unitds：各ユニットは約3カ月）の研修を積むことが，アメリカで専門職としてチャプレンになるための条件になります．私は，10年ほど前に米国でこの訓練を修了し，その後スーパーヴァイザーとしての研修を始め，日本に戻ってからは同様の活動をしている日本パストラルケア・カウンセリング協会からスーパーヴァイザーとして認定されていましたので，こちらでVisiting Suprevisorとして指導に当たることが許されました．

　研修は臨床経験を中心に行われます．研修生は，スーパーヴィジョンを受けながら病床訪問を行います．並行して，様々な分野の講義，会話記録検討，人間関係訓練，個人スーパーヴィ

ジョン等が行われます．これら全てを通して，援助職としての自己を見つめ直す作業が行なわれます．自分のパーソナリティが援助職としてどのような課題を抱えているのかを明確化することが，研修の第一段階（Level I）です．会話記録検討，研修生同士のグループワークによる人間関係訓練，および個人スーパーヴィジョンがそのために用意されています．support, clarification, confrontationといった援助関係の基本的な能力を高め合いながら，互いの成長のために積極的に関わりを築いていくプロセスです．第一段階の課題をクリアしたと思われる研修生は，複数のスーパーヴァイザーによるコンサルテーションをうけて，より専門的な援助技法を深めてゆく第二段階（Level II）に進みます．

　日本でのいろいろな経験と照らして，臨床牧会教育で一番特徴的なのは，その評価でしょう．研修生自身は，各ユニットごとに，質問に答える仕方で論述式5〜6頁の中間評価，更に最終評価を書き，研修グループで発表します．当然そこでもsupport, clarification, confrontationに基づくディスカッションがあります．スーパーヴァイザーはユニットの終わりに独自の評価報告を書きます．これは個人スーパーヴィジョンで予め研修生との間で検討され，合意を得て両者がサインをして正式なものになります．アメリカでは普通のことですが，(学校の成績も含め)評価は研修生（学生）の個人情報ですので，本人の許可なく第三者が見ることは出来ません．Confidential文書として本人と教育センターだけが保管し，閲覧には研修生の書面による許可が必要になります．日本社会は，正当に人を「評価」することが上手な社会ではないと思います．その意味でこの評価プロセスはとてもアメリカ的なものなのかもしれません．しかし，評価を書く，またそれをディスカッションするという作業は，教育的に大変意義深いものだと感じています．

　スーパーヴィジョンに加えて，私自身チャプレンとして幾つかの病棟でのスピリチュアルケアを担当しています．ソーシャルワーカーと連係しての仕事を経験しています．研修生のバックアップとして，夜勤をすることもあります．午後5時から翌朝9時までスタンフォード大学病院と隣接する子供病院全体をチャプレンとして一人で担当するのは，かなりチャレンジングな仕事です．

　先月までに，来年夏休みの集中研修を受ける神学生のインタヴューと選抜をおえました．現在は，来年度の一年研修の応募者のインタヴューをしています．私の任期後の研修生ですが，選抜は私の責任になります．

　特別研究員として，スタンフォード大学病院での「スピリチュアルケア」および「援助職の臨床教育」に関する研修を，来年8月まで続けて参ります．もちろん，日本の福祉状況，教育状況の中でどのように具体的なプログラムを作っていくかは，今後の私自身の研究課題になります．

　幸い健康にも恵まれ，同僚との関係も大変気持ち良く，よい研修期間を過ごしています．この研修を可能にして下さった多くの方達に感謝しております．

　以上，2002年を終えるにあたっての研修の途中報告とさせていただきます．来る年の皆様のご健勝をお祈りいたします．

伊藤高章

あとがき

　数年前から学会，研修会，講演会などでスピリチュアルケアがテーマとして取り上げられ，各分野の多角的視点から議論が深められてきた．スピリチュアルケア実現への道のりは遠いが，徐々に実現への方向に歩み出したことは，大きな喜びである．
　さて，本書で取り上げたさまざまなテーマは，スピリチュアルケアとして必要十分な問題やテーマが扱われているというものではない．一つひとつのテーマについて議論が十分に尽くされたとはいいがたい．必要最低限のテーマが取り上げられたにすぎず，今後，多くの人によって多角的に議論を深めていくべきテーマを取り上げたものである．その意味で本書は序説である．

　本書が出来上がるまでに，多くの方々からのご指導があったことを忘れることができません．特に淀川キリスト教病院でチャプレン（病院付牧師）をしたときに，初代ホスピス長であり，現在，金城学院大学学長である柏木哲夫先生から受けた多くのご指導に感謝申し上げます．そして，二代目のホスピス長で現在，大阪大学人間科学部助教授の恒藤暁先生，三代目ホスピス長池永昌之先生からは色々の機会に意見を交わし多くのことを教えられました．関西学院大学神学研究科（大学院）での授業では，受講した大学院生，聴講生らと現代の医療のあり方，人間の生と死の問題，さらには教会論，牧師論，人生論など幅広い議論をしてきました．また，最終段階で原稿に目を通して貴重な意見をくださった桃山学院大学の伊藤高章教授には心から感謝申し上げます．このような仲間が与えられたことを心から感謝しています．
　また，編集者としての適格なセンスと責任感をもって，てきぱきと編集してくださった三輪書店の小林美智氏に心からお礼を申し上げたいと思います．前著『スピリチュアルケア入門』に続いて快く出版をお引き受けくださった三輪書店にも感謝申し上げます．
　今から30年前，神学生としてヴァージニア州リッチモンド市のリッチモンド記念病院で臨床牧会教育を受け，チャプレンとしての訓練を受けていたころに，私の中にスピリチュアルケアへの関心が生まれました．毎日，病棟に行き患者さんやそのご家族と会い，話を聴かせていただきました．直面する人生の厳しさを抱える患者さんやご家族を前にしながら，私自身が不安と恐れにとらわれていました．これらの日々は，チャプレンとしての役割について考えさせられる日々でした．懸命な治療が行われているにもかかわらず，しかし，自分の人生を担いきれないで泣き，叫んでいる患者さんに，私にできることはないものかと私の存在の意味を問い悩みました．人生経験も浅い若輩で，外国から来て言葉も不自由な私は自分の役割について考え，無力さで一杯でした．
　そんな私の訪室を喜び，温かく迎え，励ましてくださった患者さん達がいました．今，その患者さん達を思い浮かべています．生きることは愛することだと，私に教えてくれた人達です．またその他の多くの人達との出会いを思い出します．お会いした人達の顔の表情には，私という存在を認め受け入れ，労る思いやりがありました．その方々は今も私の心の中で生きています．
　このような書物が出来上がる背後には，たくさんの人達の親切と愛情があったことを感謝し

たいと思います．

　スピリチュアルケアの重要性がさらに認識されることで，死の危機にある患者さんやそのご家族が慰めや希望を見い出せるようなケアの実現につながることを願っています．そしてスピリチュアルケアが日本の医療文化に根づくうえで，本書が少しでも貢献できることを願っています．

　浅学非才な者がこのような書物を世に送り出すことに恐れを感じています．読者の忌憚のないご批判とご指導をいただければ幸いです．

　背後で祈りつつ支えてくれた妻幸子や娘たち明子，真理子に感謝を表すことをおゆるしください．

　　2004年6月

窪寺俊之

索 引

〔あ〕

アッシジの聖フランシスコ 99
アントン・ボイセン 103
あの世 54
愛 104
青木日出雄 20
R ギルバート 37

〔い〕

生きる意味 13
医師 65
医療者 68
意識化 14
遺稿集 46
怒り 52
息 5
労り 90
祈り 101
癒し 23,58
因縁 56

〔う〕

宇宙の生命力 51
宇宙の霊 51
梅原猛 23

〔え〕

エッセー 46
エビデンス・ベースド・メディスン 80
江畑敬介 77
永遠性 86
易者 18,20

〔お〕

お札 18
お祓い 18
黄金仏寺院 21
音楽 82

〔か〕

カルペニート 33
かぐや姫 85
価値 23
科学性 15
────，超 11
家族関係 72
絵画 82
覚醒 11
────化 14
柏木哲夫 44
葛藤 52
合掌 57
神の支配 55
神の摂理 54
看護師 65,96
患者中心 113
感情的要因 11
感性 15

〔き〕

キューブラー・ロス 12
キュア 61
危機状況 12
危機体験 15
危機的状況 27
希望 11,58,97
祈祷師 20
岸本英夫 48

客観性 15
QOL 62
究極的自己 1
究極的世界 15
虚無感 30
共感 79,80
恐怖 14
教義 23
教祖 23
教団 23

〔く〕

苦悶 52
悔い 52,94
空間 89

〔け〕

ケア 61
傾聴 79,80
K ドカ 33

〔こ〕

コーレス 32
この世 54
孤独 91
────感 15
後悔 29,94
恒常性 82
鴻農周策 56
合理性 15
────，超 11
極楽浄土 55

〔さ〕

挫折感 52

罪責感　1, 13, 94

〔し〕

シシリー・ソンダース　29
死，死ぬこと，死別に関する国際
　　的専門研究委員会　40
死後の希望　34
死後の世界　23
死後の問題　1
死生観　72
死の危機　13
死の淵より　17
死への覚醒　13
自然　9
思想　9
自己受容　58
自己同一性　1, 9, 13
自己認識　5
自己発見　58
自己保存　16
自己理解　107
自信　16
自責の念　29, 52
自尊心　16, 94
自分らしく　7
地獄　1
Gフィチット　36
Jモーガン　38
J. ロジャー・ルーシー　100
嫉妬　52
実存的苦悩　29
社会的苦痛　2
主義　9
受容　79, 80
宗教　1, 13
　──音楽　85
　──絵画　85
　──儀式　101
　──性　23
　──的建造物　85
　──的背景　72
　──的ペイン　45
　──的要因　11
習慣　9

重層的構造　11
唱歌　82
情緒的要因　11
心理的距離　89
信仰　58
信念　58
神父　102
人生観　72
人生の意味の探求　34

〔す〕

ストーン　12
スピリチュアルケア　63
救い　58
鈴木大拙　23

〔せ〕

世界保健機関（WHO）専門委員
　　会　29, 39
精神的苦痛　2
静寂　22

〔そ〕

ソーシャルワーカー　65
存在の意味　23
存在の枠組み　1, 9, 20
尊敬　90

〔た〕

高見順　16
助け　58
Wキッペス　41
魂の問題　80

〔ち〕

チームワーク　71
チャプレン　65, 97
知性　15
逐語録　106
超越者　1

超越性　86
超越的世界　15
超科学性　11
超客観性　11
超合理性　11

〔つ〕

罪の感情　29

〔て〕

Dクラス　36
Dレイ　31
哲学　1, 9
　──的要因　11
天国　1, 55

〔と〕

戸惑い　67
闘病記　17, 46
同伴者　91
童謡　82

〔な〕

ナラティブ・ベースド・メディス
　　ン　80
慰め　11, 58, 97
納得いく死　34

〔に〕

肉体的苦痛　2
西川喜作　52
日記　46
人間らしく　7

〔ね〕

念じて　54

〔の〕

望み 97

〔は〕

白書 34
励まし 11

〔ひ〕

ピエタ 85

〔ふ〕

フィル・ガウレス 103
プロヴァイダー 63
不安 14
不条理 67
不変性 82
不滅性 86
Vフランクル 31
風土 9
文化 9

〔ほ〕

ボランティア 65

菩薩仏 57
法則性 82
牧師 102
誇り 94
仏の顔 22

〔ま〕

マイケルソン 12

〔み〕

ミルトン・メイヤロフ 62
民謡 82

〔む〕

無限 22
無力感 14,15
村田久行 41

〔も〕

目的 23

〔や〕

優しさ 90
柳田國男 23

山折哲雄 23,86

〔ゆ〕

悠久 22

〔ら〕

ラインホールド・ニーバー 101

〔り〕

リチャード・キャボット 103
リンデマン 12
理性 15
輪廻 9
臨床牧会教育 103

〔れ〕

礼典 23
霊的苦痛 2

〔わ〕

わらべ歌 82

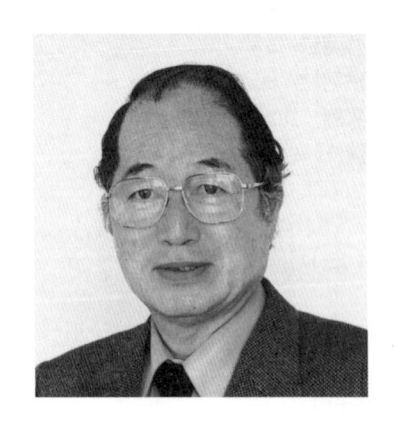

〈著者略歴〉

窪寺俊之（くぼてら としゆき）

1939年生まれ．埼玉大学（教育学），東京都立大学大学院（臨床心理学）で学ぶ．その後，米国のエモリー大学神学部（キリスト教神学），コロンビア神学大学院（牧会カウンセリング）卒業．人間科学博士（大阪大学），米国のヴァージニア州のリッチモンド記念病院チャプレン，大阪市の淀川キリスト教病院チャプレンなどを経て，現在，関西学院大学神学部教授．日本パストラルケア・カウンセリング協会副会長，関西牧会相談センター理事長．著書として『スピリチュアルケア入門』（三輪書店），共著として『ターミナルケア』（医学書院），『緩和医療学』（三輪書店），『メンタルケア論』，『死生論』（メンタルケア協会）．翻訳として『魂への配慮』，『現代キリスト教カウンセリング』（日本基督教団出版局），『神学とは何か』（新教出版社），共訳は『愛する人が死にゆくとき』（相川書房），『看護の中の宗教的ケア』（すぐ書房）など．

スピリチュアルケア学序説

発　行	2004年6月25日　第1版第1刷
	2007年4月20日　第1版第3刷©
著　者	窪寺俊之
発行者	青山　智
発行所	株式会社　三輪書店
	〒113-0033 東京都文京区本郷6-17-9　本郷綱ビル
	☎ 03-3816-7796　FAX 03-3816-7756
	http://www.miwapubl.com
印刷所	三報社印刷　株式会社

本書の無断複写・複製・転載は，著作権・出版権の侵害となることがありますのでご注意ください．

ISBN 978-4-89590-212-0　C 3047

JCLS 〈㈳日本著作出版権管理システム委託出版物〉
本書の無断複写は著作権法上での例外を除き，禁じられています．複写される場合は，そのつど事前に㈳日本著作出版権管理システム（電話 03-3817-5670，FAX 03-3815-8199）の許諾を得てください．

■ホスピス・緩和ケアスタッフのための最高の実践的入門書

スピリチュアルケア入門

著者　窪寺　俊之　関西学院大学神学部教授
　　　　　　　　　　元 淀川キリスト教病院チャプレン

わが国初のスピリチュアルケアの入門書．淀川キリスト教病院のホスピス病棟でチャプレンとして関わった著者の豊富な経験をもとに，スピリチュアルケアをわかりやすく解説．多くの事例を示してあるので，スピリチュアルケアを具体的に学べ，日常の臨床ですぐに実践できる．初めてホスピス・緩和ケアに関わるすべてのスタッフに必読の好著．

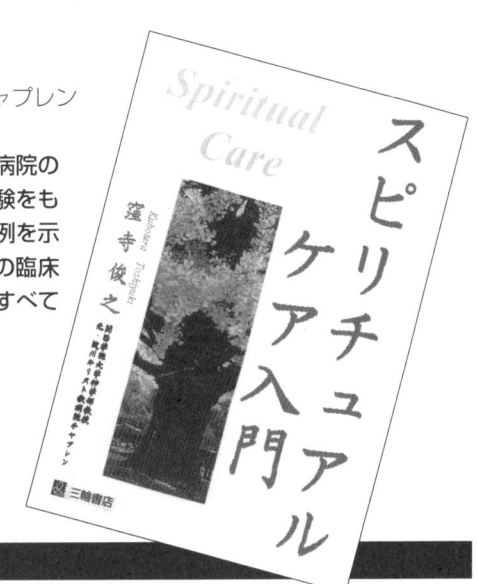

● 定価（本体2,200円＋税）〒310
四六判　頁144　2000年
ISBN4-89590-122-X

■主な内容

1. 死にゆく人々の示すスピリチュアリティ
   - ケース①　生命を支えるものは合理的なものばかりではない
   - ケース②　自己を超越したものへ関心をもつとき
   - ケース③　究極的なものを求めるとき
   - ケース④　死後のいのちに関心を持つとき
   - ケース⑤　赦しを必要とするとき
   - ケース⑥　生の意味，目的，価値を問うとき
2. スピリチュアルペインをもつ人々が求めるもの
   － 5つの関係の回復 －
3. スピリチュアルペインを見分けるには
   - 患者の態度・人間関係・背景をみる
   - 判断の容易な場合
     － 言葉や行動，動作，態度，所作，仕草に現れている場合 －
   - ケース⑦　判断が容易でない場合
     － 直接言葉などで表現されていない場合 －
4. スピリチュアルケアとはどのようなケアか
   - 「精神的・心理的ケア」との違い
   - 「宗教的ケア」との違い
   - 宗教をもつ患者にみるリスクについて
   - ケース⑧　宗教をもたない患者へのアプローチ
5. スピリチュアルケアの進め方
   - 目標の設定と成果
   - 感情の安定－あるがままの自己の表現と意識化
   - 視点の転換－あるがままの自己の受容と客観化
   - 罪責感からの解放
   - ケース⑨　人間関係の見直し－他者との和解と感謝
   - 積極的な生の肯定
   - 死後の生命と後世への希望
6. チームケアが大切なわけ
7. ケアの実践者が問われるもの
   - 優しく，誠実であること，勇気をもっていること
   - 物事に対する考え方，観方について
   - 宗教家，信仰者との関わり
8. スピリチュアルケアの実際
   - 患者のそばに座ってゆっくり話を聴く
     〔1〕写真や思い出の品物について語ってもらう
     〔2〕音楽を一緒に聴きながら感想を語ってもらう
     〔3〕テープを聞いてもらう
     〔4〕患者の「過去の体験」や「思い出」を語ってもらう
     〔5〕自然や四季のうつろいについて語りあう
     〔6〕小さな生き物に注目しながら生きることについて話し合う
     〔7〕宗教的関心や背景について話し合う
     〔8〕家族や友人について話し合う
     〔9〕人生の生き方について聞く
   - 扱いにくい問題を前にして
9. 事例検討－自己嫌悪から自己受容に至ったQさんの場合－
   - 入院までの生活
   - 看護婦の関わり
   - チャプレンの介入
   - 事例検討

お求めの三輪書店の出版物が小売書店にない場合は，その書店にご注文ください．お急ぎの場合は直接小社に．

〒113-0033
東京都文京区本郷6-17-9 本郷綱ビル
三輪書店
03-3816-7796
FAX 03-3816-7756
振替 00180-0-255208

■樹木画を通した終末期患者との心の会話　ホスピスケアにおける絵画療法の実例

最後の樹木画
ホスピスケアにおける絵画療法

著者　水口　公信　翠明会山王病院緩和ケア病棟長
（千葉大学名誉教授・元聖路加看護大学教授）

　わが国において末期がん患者への緩和医療が開始されたのは、医療の歴史のなかでもきわめて最近のことである。著者は、まだホスピス医という言葉が存在しない時代から麻酔医科の立場で患者の痛みに取り組んできた。痛みの強さをどう把握したらよいか、不安と痛みにはどのような関係があるのか、その底知れぬ痛みはどのようにしたら取り除けるのか。ホスピス医として多くの時間を要し、試行の末たどりついたのが、樹木画テスト、絵画療法であった。

　樹木画を通じてかわされる会話から、医師−患者の病棟の日常がほの見え、淡々とした語りの向こうから最期を迎えようとする人びとの万感が伝わってくる。

■主な内容

第1章　樹木画を通しての対話
麻酔科医になったわけ／千葉大学麻酔学の教授時代に始まる樹木画／患者の不安を知るための共同研究／緩和ケア医への転身／足りない緩和ケア病棟、ナース・医師の教育／本当のことを知らせるむずかしさ／最期まで機能を向上させるリハビリの大切さ／ターミナルケアに宗教家の参加は必要か／深く患者とかかわる喜びと苦しみ／「キューブラ・ロスの五段階の心理過程」と日本人

第2章　樹木画テスト
がんの痛みが軽減する／久し振りで息子に会え、生き返る／うつ状態になったYさん／快活を装う／立派な死生観をもったTさん、など15事例

第3章　絵画療法
泰山木／お花畑を駆けめぐる／夫婦の共同作業／最期まで希望を失わなかったIさん／死を前にして囲碁に燃えたTさん、など17事例

●定価（本体2,400円+税）　〒310　四六　頁216　2002年　ISBN4-89590-161-0

お求めの三輪書店の出版物が小売店店にない場合は、その書店にご注文ください。お急ぎの場合は直接小社に。

〒113-0033
東京都文京区本郷6-17-9 本郷綱ビル

三輪書店
MIWA SHOTEN

編集 ☎03-3816-7796　📠03-3816-7756
販売 ☎03-3831-3063　📠03-5816-5590
ホームページ：http://www.miwapubl.com